運動学実習
第3版

中村隆一　齋藤　宏　長崎　浩　編

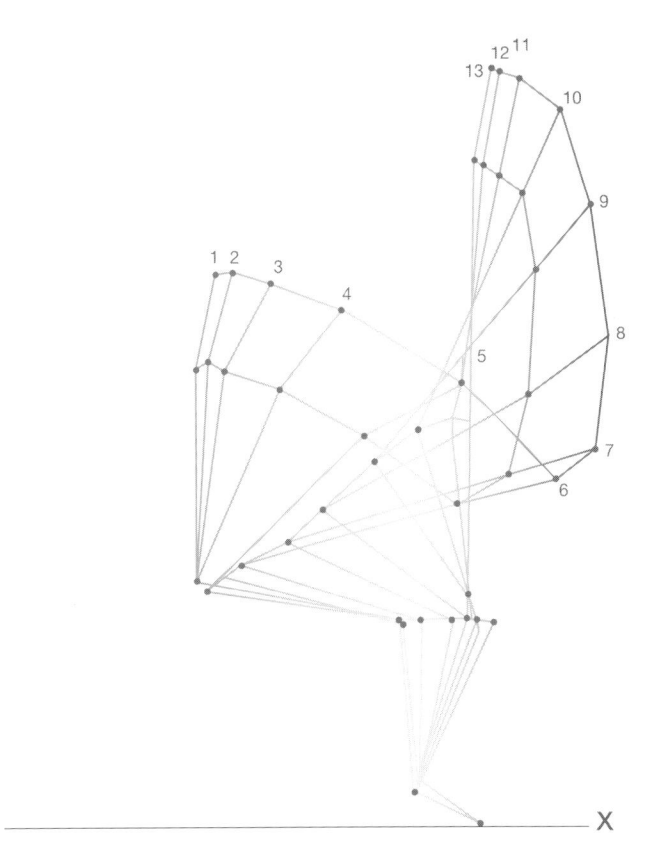

PRACTICE IN KINESIOLOGY
Third Edition

医歯薬出版株式会社

◆編集
中村隆一
齋藤　宏
長崎　浩

◆執筆
天草万里　　のぞみ会希望病院
北原　佶　　鳥取県立総合療育センター
齋藤　宏　　東京都立保健科学大学名誉教授
中村隆一　　東北大学名誉教授，国立障害者リハビリテーションセンター顧問
長崎　浩　　東北文化学園大学名誉教授
藤澤宏幸　　東北文化学園大学大学院
星　文彦　　埼玉県立大学保健医療福祉学部
森田稲子　　前国立障害者リハビリテーションセンター
森山早苗　　東北文化学園大学名誉教授

This book was originally published in Japanese
under the title of :

UNDOGAKU JISSYU
(Practice in Kinesiology)

Editors :
NAKAMURA, Ryuichi et al.
NAKAMURA, Ryuichi
　Emeritus Professor, Tohoku University
　Advisor, National Rehabilitation Center for Persons with Disabilities

© 1984　1st　ed.
© 2004　3rd　ed.

ISHIYAKU PUBLISHERS, INC.
　7-10, Honkomagome 1 chome, Bunkyo-ku,
　Tokyo 113-8612, Japan

第3版の序

『基礎運動学』の姉妹書として，『運動学実習』が出版されてから20年が経過した．その間，多くの教育機関に受け入れられ，同時に種々のご意見をいただいたことを感謝している．

おおよそ10年の空白期間をおいて教育現場に戻って，改めて，運動学の教育には講義と並行して実習による知識が不可欠であると感じている．運動学は身体による学習がなければ，真の理解が得られない．そこで，度重なる編集会議を経て，現在の教育環境でも実施できるように，実習課題の内容を全面的に改訂した．

理学療法や作業療法にとって，運動学は知識の礎石となるものである．人間の運動や動作の複雑さを，力学の原理や運動制御の理論，さらに神経生理学などによって理解するためにも，運動学の知識は欠かせない．

第3版の内容は，入門テキストとして役立つようにという意図の下に，運動学が扱う基本的なテーマについて，その概観が学習できるように，初版からの枠組を踏襲している．始めに掲げた「運動学実習の手引き」を参照されれば，編者の目的とすることが理解されよう．将来，学生たちが運動学実習を通して得た知識と技術を活用して，理学療法や作業療法の特定のテーマに立ち向かわれることを願っている．

平成16年1月

編者を代表して
中 村 隆 一

<付記>

本書の編著に終始ご指導いただいておりました中村隆一先生が2019（平成31）年1月にご逝去されました．先生のご冥福を心からお祈り申し上げます．

本書は1984年の初版発行以来，今日まで3度の改訂を重ねております．運動学はいわば実践の学問であるとされる中村先生のご意向から，実習書としての本書では，とくに身体運動の臨床的課題を重要視してきました．その方針は今後とも堅持していく所存です．

リハビリテーション領域，スポーツ関連領域など多岐にわたる分野でさらにご活用いただけますよう読者の皆様のご意見を賜りたく存じます．

2020年9月

編者を代表して
齋 藤　　宏

第2版の序

　20世紀も余すところ10年となり，新たな世紀を迎えるにあたり教育の質の向上が叫ばれている．5年前，「運動学実習」は理学療法士および作業療法士をはじめとする health-care professionals の教育を目的として刊行された．幸いにして多くの教育機関に受け入れられ，この間に編者らに種々の批判，要望が伝えられた．この5年間，保健医療の現場も大きく発展し，心身障害や加齢による心身機能低下の予防，機能の向上と維持のための理学療法と作業療法の needs は高まっている．それらの技術の基礎にある運動学の実践的知識は今や不可欠となっている．このような現状を踏まえて，リハビリテーション医療に必要とされる基本的な運動学の項目を，実習を通じて改めて身につけ得るように，本書では旧版の内容を全面的に改訂した．本書に取り上げた事項はいずれも著者らによって実際に教育に用い，改良を重ねたものである．

　改めて読者諸氏の御批判と御教示を仰ぎたい．

平成元年4月

中　村　隆　一
齋　藤　　　宏
長　崎　　　浩

第1版の序

　科学技術の進歩で種々の生体現象を記録する計測機器が開発され，人間の運動・動作の分析にも利用されている．しかし，人間の運動を眼で確かめ，手で触れて記載することの重要性も忘れてはならない．本書は知識としての運動学に加えて，人間の正常運動を実際に行い，これを紙とペンで記載することを基本とした運動学実習の手引き書である．

　各章は簡単な解説のあとに演習問題が設けてある．演習問題はいくつかの実習現場で施行し，修正を加えたものである．演習は原則として複雑な機器を用いないで行えるようになっているが，運動・動作分析で利用される主要な測定機器の解説（第15章）も必要に応じて活用されたい．反射・反応，小児の運動発達，歩行分析および疾患による異常運動の一部を付録1に写真集として加えた．また，知識の整理として運動学に関する練習問題を付録2として記してある．

　読者諸氏の御批判と御教示を仰ぎたい．

昭和59年1月

中　村　隆　一
齋　藤　　　宏
北　原　　　佶

目　次

第3版の序　　iii
第2版の序　　iv
第1版の序　　v

運動学実習の手引き ································· 1
1. 運動学実習のねらい ························· 1
2. 実習の手順 ······································· 1
   (1) 事前の準備　1
   (2) 実習中の注意　1
3. 実習レポートの書き方 ····················· 1
   (1) 一般的注意　1
   (2) レポートの構成　2
4. 有効数字の処理 ································ 3
5. 実験とは何をすることか ·················· 3

1　生体観察および計測　　7

本章の課題 ·· 7
基本事項 ··· 8
   1 体表区分　8
   2 身体計測点　10
   3 身体運動の面と軸　11
   4 関節運動の記載　12
実習 ·· 13
   実習1　体表区分とランドマーク　13
   1. 身体の部位　13
   2. 身体各部位の触察　13
   3. 肩甲骨の位置と運動　16
   実習2　身体計測点と四肢の計測　18
   1. 上肢の身体計測点と計測　18
   2. 下肢の身体計測点と計測　18
   実習3　身体運動の面と軸　19
   1. 運動の面と軸　19
   実習4　関節運動　20
   1. 肩関節の関節可動域計測　20
   2. 肩関節と肩甲骨の動きについて　21
   3. 手関節の肢位と指の関節可動域　22
   4. 膝関節の肢位が股関節
         可動域に及ぼす影響　22
   5. テープメジャーによる頸の関節可動域　24
   6. テープメジャーによる体幹の可動域
         計測　25

2　機能解剖学　　27

本章の課題 ·· 27
基本事項 ·· 28
実習 ·· 29
   実習1　上肢帯と上肢の筋　29
   1. 上肢帯と上肢の筋　29
   2. 僧帽筋の働き　29
   3. 大胸筋の働き　29
   4. 三角筋の働き　31
   5. 肘関節屈筋群の働き　32
   実習2　下肢帯と下肢の筋　32
   1. 下肢帯と下肢の筋　32
   2. 大腿の2関節筋　34
   3. 筋の逆作用について　34
   実習3　体幹の筋　35
   1. 体幹の筋　35
   2. 腹筋の働き　35
   3. 脊柱起立筋の働き　35

3　生体力学の基礎　　37

本章の課題 ·· 37
基本事項 ·· 38
   1 運動の観測　38
   2 力　38
   3 力学的エネルギー　38
実習 ·· 39
   実習1　落下運動　39
   実習2　肘関節の屈曲運動　41
   実習3　関節運動における重力と筋張力　44
   実習4　身体の平衡　46

4　筋力　49

本章の課題　49
基本事項　50
実習　52
　実習1　握力計の較正　52
　実習2　握力の標準テストと迅速テスト　52
　実習3　肢位と最大筋力　54
　実習4　肘関節角度と肘関節屈曲最大筋力との関係　54
　実習5　動的筋持久力と疲労指数　55
　実習6　静的筋持久力の計測　56

5　筋電図動作学　57

本章の課題　57
基本事項　58
　[1]　筋電計の基本構成　58
　[2]　表面電極による筋活動の記録　58
実習　60
　実習1　筋電計の操作　60
　実習2　筋力と筋電活動振幅との関係　61
　実習3　バリスティック運動とランプ運動　62
　実習4　肢位と共同筋の組み合わせ　64
　実習5　肘関節屈曲と前腕回外　66
　実習6　上肢外転時の腹斜筋活動　66

6　運動分析と運動学的分析　69

本章の課題　69
基本事項　70
　[1]　運動分析　70
　[2]　運動学的分析　70
実習　73
　実習1　スクワット動作の運動分析　73
　実習2　椅子からの立ち上がり動作　75

7　反応時間とフィッツの法則　77

本章の課題　77
基本事項　78
　[1]　反応時間　78
　[2]　フィッツの法則　79
実習　80
　実習1　視覚単純反応時間　80
　実習2　フィッツの法則　81

8　動作分析と工程分析　83

本章の課題　83
基本事項　84
　[1]　工程というとらえ方を確認する　84
　[2]　作業の階層構造というとらえ方を理解する　84
　[3]　動作の連合　84
　[4]　工程分析の方法　86
実習　89
　実習1　朝食を取る　89
　実習2　テープレコーダを聞く　89
付録演習　90

9　姿勢　91

本章の課題　91
基本事項　92
　[1]　体重心の定義を確認する　92
　[2]　姿勢は体位および構え(定位)で定義される　92
　[3]　基本的立位姿勢とゼロ肢位　92
　[4]　姿勢の安定性に関与する要因を理解する　92
　[5]　姿勢の調節や保持に働いている反射，反応を確認する　92
実習　93
　実習1　体重心の測定　93
　実習2　立位姿勢のアライメント　94
　実習3　片側上肢外転位におけるアライメントと体重心の垂線(重心線)　95
　実習4　立位姿勢の不規則性と不安定性　96
　実習5　機能的リーチ検査　97
　実習6　立直り反射と傾斜反応　99

10　歩行　101

本章の課題　101
基本事項　102

実習 ·· *103*
　　　実習1　10 m 歩行テスト　*103*
　　　実習2　歩行の観察　*106*
　　　実習3　歩行の運動学的分析　*108*
　　　実習4　歩行の運動力学的分析　*110*

11　運動負荷　　　　　　　　　　*115*

　　本章の課題 ··· *115*
　　基本事項 ··· *116*
　　　1　心拍数　*116*
　　　2　血圧　*116*
　　　3　心電図　*116*
　　　4　負荷心電図　*116*
　　　5　身体作業能力　*119*
　　　6　歩行時の生理的コスト指数　*120*
　　　7　主観的運動強度　*120*
　　演習 ·· *121*
　　　演習1　マスター2階段試験　*121*
　　実習 ·· *127*
　　　実習1　身体作業能力の測定　*127*
　　　実習2　生理的コスト指数の測定　*128*

付録1　感覚，知覚　　　　　　　　*129*

　　本章の課題 ··· *129*
　　基本事項 ··· *130*
　　　1　感覚　*130*
　　　2　知覚　*130*
　　演習 ·· *131*
　　　演習1　触覚と素材識別　*131*
　　　演習2　痛覚と温覚　*133*
　　　演習3　圧覚，振動覚，運動覚および位置覚　*134*
　　　演習4　視野の検査，手指弁別，その他　*136*

付録2　運動発達　　　　　　　　　*139*

　　本章の課題 ··· *139*
　　基本事項 ··· *140*
　　　1　発達診断の基礎　*140*
　　　2　原始反射とは　*140*
　　　3　運動年齢について　*140*
　　　4　運動パターンの変化について　*140*
　　演習 ·· *141*
　　　演習1　発達チャートの利用　*141*
　　　演習2　反射や反応，姿勢調節，自発
　　　　　　運動にみられる身体運動　*146*

文　献　　*165*

◆運動学実習の手引き◆

1 運動学実習のねらい

　本書は運動学の講義で，はじめて学んだ事柄を実践的に再学習することを通じて，運動学が身につくことをねらいとしている．そのために，課題は運動学の基礎的な概念や手法が学べるものに絞られている．本書は『基礎運動学　第6版』(中村隆一，齋藤　宏，長崎　浩著)に準拠している．各章のはじめには，必要な「基本事項」が抜粋して示してある．基本事項で不明の場合は，『基礎運動学』の該当する箇所を，そのつど参照するとよい．

　本書では，なるべく，高価なハイテク測定機器を使わなくてもできる実習課題を選んでいる．実施面を考慮したためでもあるが，なによりも，「自分で身体運動を観察して記載し，あるいは測定したデータを処理して，レポートをまとめる」ことをモットーとしたからである．現代ではデジタル機器は日常的な用具であるから，データ処理やレポートにこれを使いこなすことも実習のうちに含まれる．実習結果を散布図に表すのにも，一度は方眼紙と鉛筆によるグラフ作成を経験することが，ぜひとも必要である．

　本書は，正確な観察とデータの収集や処理と同じ程度に，実習結果を科学的な報告書としてまとめることに重点をおいている．科学報告には独自のスタイルと言葉づかい，そして何よりも独自の考え方がある(「5　実験とは何をすることか」参照)．実習を通して，科学報告の書き方に習熟することが重要である．

2 実習の手順

(1) 事前の準備

- 事前に実習課題のねらいを予習しておく．講義ノートと教科書の該当箇所を復習するとともに，これらを必ず実習の場に持参する．
- 電卓，物差し，1mm方眼紙，実習ノートを持参する．
- 実習にふさわしい服装をする．
- 実習に取り掛かる前に，グループ全員で実習のねらいと手順を確認する．
- グループから被験者を選び，また実習中の各自の役割分担を定める．

(2) 実習中の注意

- 実習中に観察やデータを記録する．被験者名や運動条件の記録も忘れないようにして，気付いたことはその場でメモしておく．記録は実習書の欄外などではなく，あらかじめ設定した形式で実習ノートに記載する．
- 測定データはひとつひとつその場で確認し，明らかに異常な値がないかどうかに注意する．あやふやな測定，データの不備があれば，必ず繰返し測定して，データを取り直す．実習をまとめる段階では，データの取り直しができないことに注意する．
- 記録に遺漏がないことをグループ全員で確認して，観察や測定を終える．
- 装置や道具の後片付けを忘れない．

3 実習レポートの書き方

　実習レポートの作成は，運動学実習だけでなく，将来の専門職としての業務に欠かせない科学的報告の文書を作成する練習である．実習の一環として取り組む．

(1) 一般的注意

- 手記や感想文ではなく，科学の報告書として書く．術語を正確に使う．
- 他者の立場に立ち，ほかの人が読んで理解できるように書く．
- 第三者がレポート通りの手順，操作を繰返すことができるように，すなわち追試が可能なように，必要なことを書き落とさない．
- 簡潔に書き，レポートの枚数を必要最小限にす

る．
- 有効数字の処理を適切にする（「4　有効数字の処理」参照）

(2) レポートの構成

レポートの構成と順序はつぎのようにする（以下は主として実験課題のレポートを念頭においている）．なお，実験レポートの性格を理解するために，「5　実験とは何をすることか」を参照する．

1　目的（Introduction）

実習のねらいを書く．実験課題の場合，背景にある理論を簡潔に述べ，そのうち本実習で検証したいことを仮説として明示する．仮説の検証のための実験条件と測定手段を簡潔に記す．本書の「実習のねらい」を丸写しするのではなく，自分の言葉で要約する，あるいは敷衍して書く．「目的」の書き方次第で，以下のストーリーが決まる．

たとえば，等尺性筋収縮において，荷重と表面筋電図の振幅（EMG）との関係を調べる実習課題がある．生理学の知識によれば，筋線維の収縮張力と活動電位は，運動神経細胞の活動に由来する2つの指標であり，それぞれの加算結果である筋張力とEMGの変化量は比例すると仮定できる．この仮定を実験的に検証するために，筋張力を段階的に増やしてEMGを測定し，両者の関係を調べることを実習の目的とする．人体では筋張力を直接測定できない．荷重を支える場合は，てこの原理から荷重の重さは筋張力に比例するとして，実験条件を以下のように設定して荷重とEMGの関係を調べるなど，「目的」実現のための実験設定を要約する．

2　方法（Methods）

実験目的を実現するための手段を具体的に記す．第三者が追試することを想定して，必要な手順を追って，もれなく書く．一般的な必要事項と順序はつぎの通りである．実際に行った通りに記述するために，文章は過去形を用いる．

- 被験者：人数，性別，年齢．被験者をどのような集団から，どのような基準で選んだか．必要なら被験者の形態（身長，体重など）も測定し，その平均値あるいは範囲を記載する．
- 課題：運動課題を運動条件（開始肢位，速度，範囲，正確さなど）とともに記載する．
- 使用器具：運動のどのような変数を，どの装置を使って測定したかを明記する．一般的なものは装置名と型式だけでもよい．装置の使用条件（たとえば記録の掃引速度など）を明記する．
- 手順：ひとりの被験者については，実験者による指示の仕方，測定の順番や回数，全被験者については測定順などを記載する．

3　結果（Results）

測定結果を必要ならデータ処理して，実験によって得られた事実を表とグラフで表す．図表の番号，表題，記号の意味，測定値の単位を忘れずに記入する．「結果」はデータの羅列ではなく，実験目的が検証されたか否かを，図表から読み取れる事実と意味を指摘しながら順次確認していく．

たとえば，「目的」で荷重とEMGの変化が比例することを検証するとした場合，荷重とそれに対応するEMGを一覧表にして，荷重の増加とともにEMGが増加することが，この表から読み取れることを指摘する．両者の関係を明確にするためにグラフに表示する．グラフから両者に直線関係があれば，仮説は支持される．ただし，一直線上にすべてのデータが位置することはあり得ない．必要なら直線回帰式を求めて検定し，その意味するところを記述する．

この点を，読むものの納得が得られるように工夫して書くことが大切である．図表との対応関係を本文中に明記する．検証事項が被験者集団全体について成り立つかどうか，統計的手法（平均値，標準偏差，検定）を用いる．ただし，「結果」では観測データが物語っていることだけを書き，課題全体についての解釈や推測は，つぎの「考察」に記す．実際に得られた結果を記述するため，「結果」に関する文章は過去形を用いる．

4　考察（Discussion）

実習で得られた主要な結果を簡潔に要約する．ついで，これらの結果が「目的」で設定した実習の意図や仮説をどのように検証（または反証）したのか，解釈を交えて記述する．

たとえば，筋張力とEMGの増加分が比例することを示すのが「目的」だったとしても，結果として得られた事実は荷重とEMGの関係であった．この

実験設定において，荷重が筋張力に比例すると解釈できて，はじめて仮説の支持，不支持が議論できる．これは「考察」で論じることである．また，仮説が支持されなかったからといって，これを否定するのは早計であり，実験の仕方に問題がなかったかどうかを反省する．実習は多くの場合，すでに確立されている事実を追試することを課題としているから，教科書に記されているこの事実を参照して，実験結果を省みることも大切になる．

実習が「目的」で設定した仮説を支持したとしても，それはこの実習課題の範囲内のことである．たとえば，筋張力と EMG の変化量が比例するという事実が得られたとしても，実習が設定した特定の条件のもとでしかない．ほかの筋ではどうか，別の収縮様態の場合はどうかなど，この実習の結論には限界があることを指摘する．限界の自覚は，つぎの実験課題を示唆するだろう．

運動学実習は学習が目的であるから，最後に，実習の反省点，得られた教訓，そのほかの個人的な感想を付加するのもよい．

  5　引用（参考）文献（references）

4　有効数字の処理

デジタル機器を用いると，データやその処理結果は桁数の大きな数字で与えられることが多い．たとえば，長さを3回測定して 1.1，1.1 および 1.3 cm という結果を得たとして，電卓で平均値を計算すると 1.1666 という数字になった．これをそのまま記載することはわずらわしいばかりか，誤った情報を与えることにもなる．意味のある桁を超える数は捨てて平均値とすべきである．この場合，意味のある桁数を有効数字の数という．

有効数字は第一にデータの測定精度の限界を考慮して決める．先の例では，精度は小数点1桁であり，2桁以降は測定できていない．それゆえ，平均値も小数1桁までにすべきであり，2桁目を四捨五入して 1.2 cm とする．これを有効数字が2桁であるという．同じ例で測定値が 0.7，1.1，1.2 cm のとき，平均値は 1.0 cm となるが，これを 1 cm と記してはならない．小数点1桁目の0は意味のある数だからである．また，精度の異なる3種類の物差しで長さを測定して，1.1，1.08 および 1.112 cm を得たとして，平均を計算すれば 1.09733 になるが，有効数字は最も低い精度の物差しに合わせて平均値は 1.1 cm とする．乗除算でも，2つの数のうち精度の劣るほうの有効数字の桁以上に計算を進めるべきではない．

5　実験とは何をすることか

自然科学は用語が専門的であるだけでなく，考え方と記述の仕方も独自の特徴をもっている．科学の文章を読むときも書くときも，「科学の文法」ともいうべき，この特徴をよく踏まえることが必要であり，また有益である．運動学の実験を行って，そのレポートを書くことを念頭において，科学の考え方と用語を以下に整理しておく．

  1　仮説あるいは理論（hypothesis, theory）

科学の目的は宇宙に生起するさまざまな現象を「理解する」ことにある．理解するとは，対象の性質と動向を説明することができて，また未知の性質や将来の動向を予測できることである．対象の性質を説明し，予測するといっても，何もないところから始めることはない．世間でも，人々はそれまでの経験から，ある程度の予想を立てて新たな物事を理解しようとする．科学では，これまでの研究から得られた理論をもとに，新たな予測を立てる．予測を実証するために実験を行う．

ここでは，フックの法則を例にとる．バネ秤を用いて物の重量を測る前提には，バネの伸びが重量の増加に比例するという事実がある．17世紀にイギリスのロバート・フックがこの比例関係を明示し，以降フックの法則と呼ばれている．比例定数をバネ定数（spring constant, stiffness）という．「すべてのバネでフックの法則が成り立つ」と主張するのが「理論」であり，「仮説」である．仮説と呼ぶのは「すべての」バネでこの理論が成り立つことを実証することは，どれだけたってもできないことだからである（以下，筋収縮でも，筋の張力と筋長の間に，フックの法則が成り立つかどうかを念頭において読むとよい）．

いま，新たに開発したバネを用いて新しいバネ秤を製造することにしよう．理論が正しいのならば，新しいバネでもフックの法則が成り立つはずである．この理屈（論理）を予測（prediction）という．予測は以下のような手続きを経て，検証あるいは反証される．検証されるのなら，理論が支持（support）されたという（証明された，とはいわない）．仮説は単なる仮定以上のものとなり，従来の理論を一層確かなものにするだろう．

実験レポートの「目的」に記すべきは以上のような理論（仮説）と，理論から導かれる予測である．予測を検証する実験手段についても，「目的」であらかじめ要約する．

2　観察（観測，observation）

観察は虚心坦懐に対象を見ることではない．事前の仮説に基づいて，こうあるはずだという予測を立てて，この予測を確かめたいという関心から対象を見る．観測から得られた情報をデータ（data）という．データは対象から「与えられる」ものではない．仮説を確かめることができるように観測装置を組み立て，データを得るようにする．これが観測手段（方法）である．観測がきまった手順で繰り返されるたびに再現されるデータを，観測事実（fact）という．

観測事実が対象のただひとつの性質についてであることはまれである．事実は，対象のいくつかの異なる変数（情報，属性）の間の関係（relationship）として与えられる．フックの法則の例では，バネの伸びと荷重の重量との関係に関心がある．この関係を調べるために，重量を段階的に増やしてはバネの伸び量を測定する実験が設定されるだろう．両者に比例関係が得られれば，フックの法則にかかわる観測事実が新たに得られたことになる．

年齢とともに体重が減少するかどうか知りたいとする．この場合は，多くの被験者の体重を測定して，体重と年齢の関係を散布図に表すであろう．散布図からは予想通り一定の関係が読み取れるかもしれない．

2つの変数の間に安定した関係があることがわかったとして，一方の変数が他方の変数の変化を引き起こすと解釈できるとき，この関係を因果関係（causal relation）という．フックの法則では，重力（力）がバネの伸びの原因だといってよいであろう．物理的現象と違って，人間的事象には因果とはいえない関係が多数ある．体重と年齢の関係では，暦年齢が体重変化の原因だとはいえない．この場合は因果関係ではなく，独立変数（年齢）と従属変数（体重）の間の相関関係（correlation）という．

実験レポートの「方法」および「結果」に記すべきは，以上の観測手段と得られた観測事実である．

3　実験（experiment）

仮説に基づいて意図的に設定した環境のもとで，一方の変数を換えることにより，別のひとつの変数だけが変化するように条件を設定する．このようにして両者の因果関係を確かめる操作を実験という．

フックの法則の例では，重量以外にバネの長さに影響しうる要因を除くように実験を設定する．バネの材料，太さ，形状を同じにする．実験室の温度を一定にする，など．

別の例として，歩行速度が増加すれば歩幅も増加するかどうか知りたい．そのためには，歩幅に影響する速度以外の要因が一定になるように実験条件を設定する必要がある．被験者の性別と年齢を同じにする．被験者が作為的に歩幅を調整することがないようにする．安定した関係を得るためには，身長が同じ被験者を選ぶほうがよい，など．これを，ほかの変数を統制（control）するという．

体重と年齢の関係を調べることは，調査であって実験ではない．被験者の身長などは，統制することができないからである．

4　仮説‒検証ループ

自然科学では，仮説と観測による仮説の検証を繰り返して，知識の量と確かさが増していく．観測するとき，理論的な仮説に基づいて，新たな事実があるはずだと理屈で考えて予測を立てる．この論理操作を演繹（deduction）という．予測された事実が発見できるように実験を組み，データを収集する．データから得られた事実が予測通りであるとき，これを仮説が検証（実証；verify）あるいは支持されたという．予測に反する結果が得られるなら，仮説は反証（falsify）された（支持されなかった）という．検証されれば，従来の理論はより確かで豊かな

ものになるであろう．

実習の実験レポートの「考察」では，以上のような思考回路を具体的に記す．

フックの法則が新しいバネについても実験的に検証できたとする．さまざまな種類のバネで検証する実験が蓄積されれば，この事実は「法則」と呼ばれるようになる．バネ定数はバネの弾性的特性を示す大切な物理定数となるだろう．フックの法則が「法則」と呼ばれるようになったのも，このためである．しかしながら，どれだけ検証が重ねられても，「すべての」バネでフックの法則が成り立つということはできない．100個のバネで検証されても，101個目の実験が反証となるかもしれないからである．

仮説が実験によって反証されたなら，実験に間違いがないかぎり，出発点の仮説を捨て，理論を修正するか，別の理論を構想しなければならない．観測事実による検証あるいは反証を経て，新たな理論を思いつく操作を帰納（induction）という．バネの実験の場合，重量が限界以上に大きくなると，これにバネの伸びが比例しなくなるという事実が発見されたとする．この発見によって，理論は「弾性限界内ではフックの法則が成立する」と修正されるだろう．同時に，弾性限界とは何かという新たな問題が発生し，このための実験が新たに開始される．

このように，新たな理論は新たな仮説に基づく予測を生み出すであろう．こうして，予測を確かめる新たな実験が構想される．新たな循環（ループ）が前とは別のレベルで回ることになる．ループを繰り返し回す意図的な操作によって，知識が次第に確かになり，豊かになることを自然科学の進歩という．

1 生体観察および計測

■ 本章の課題 ■

1. 生体観察
   (1) 生体観察（somatoscopy）は体表解剖学（surface anatomy）ともいわれ，その方法は視察（inspection）と触察（palpation）である．
      視察：主として肉眼的観察により，形態や色調などに注意する．
      触察：表在性のものだけでなく，深在性で見えないものを指先で触知することによって，その固さ，大きさ，移動性，そのほかの性状をとらえる．
      投影（projection）：体表より触知できる，あるいは触知できない深在性の器官などを皮膚の表面に投影して，それと体表における体表区分や補助線との関係をとらえる．
   (2) 体表区分，皮膚の上から触れることができる骨格，関節，筋，神経，脈管，内部器官をとらえる．

2. 人体計測（anthropometry）
   (1) 人体計測は身体計測（somatometry）と頭蓋計測（craniometry）に分けられる．
   (2) 身体計測は，形態学的には身体各部位の長さ，重さ，周径，表面積，体重，比重，重心などの測定である．運動学的には関節可動域の大きさ，人間工学的には作業空間（work space）との関係を取り上げる．
   (3) 測度を規定するものは計測点である．計測点は生体の皮下に触れる骨の突起部分とする場合が多い．ここでは四肢長の計測に必要な計測点と，その計測方法を習得する．四肢の計測はマルチン法では右側上下肢で行う．臨床的には左右上下肢の測定値の比較が問題となる．

3. 関節運動
   (1) 顔面筋など一部の皮筋を除いて，観察することができる身体運動は関節運動としてとらえられる．
   (2) 身体運動を観察，計測するとき，運動の開始肢位（starting position）と終了肢位（ending position）の記載が必要である．基本的には解剖学的立位肢位か基本的立位肢位を開始肢位とする．

基本事項

1　体表区分

(1) 身体部分をおおまかに区分すると，頭，頸，胸，腹，背，上肢，下肢の7部位となる．胸と腹と背をまとめて体幹といい，上肢と下肢を体肢という（図1-1）．

[体　幹]

頭：頭と顔からなり，その境界は鼻根―眉弓―外耳孔―（耳介の下縁を通って）―乳様突起を結ぶ線である．

頸：顔と頸の境界は，下顎端のオトガイ―下顎角―（耳介の下縁を通って）―乳様突起を結ぶ線である．頭と頸の境界は，乳様突起―外後頭隆起を結ぶ線である．頸部後面（首すじ）をとくに項（うなじ）という．

胸：胸は広義には前胸部，側胸部，後胸部の3つの部分からなり，全体を胸郭という．後胸部は背の部位の一部として区分されている．頸と胸の境界は，胸骨の上縁―鎖骨の上縁―肩峰―第7頸椎棘突起に至り，上肢に接している．

腹：腹は前腹部と後腹部に分けられるが，後腹部は背に属する．腹は上腹部，下腹部，臍部，側腹部，恥骨部，鼠径部に区分される．解剖学的には胸郭と腹腔は横隔膜によって境される．体

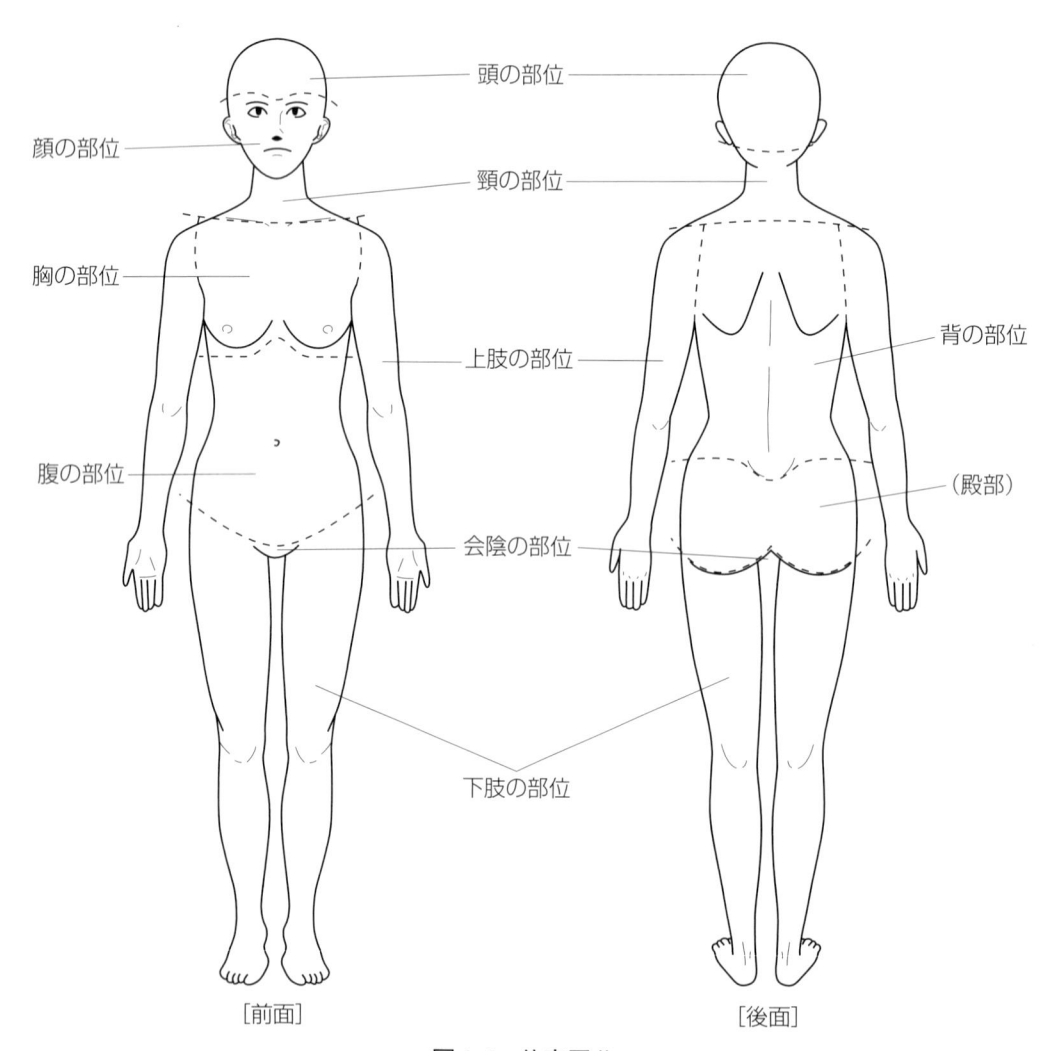

図1-1　体表区分

基本事項

表区分の胸と腹の境界は，胸骨下端―肋骨弓―第12胸椎棘突起を結ぶ線である．

背：頸と背の境界は，第7頸椎棘突起―肩峰を結ぶ線である．背の下縁は，仙骨外側縁―腸骨稜を結ぶ線によって殿部と境される．背と胸および腹との区分は，ほぼ後腋窩線（後腋窩ヒダの中心を通る垂直線）に一致するが，境界は明瞭ではない．骨盤後面の上方は腰部，下方を殿部という．

会陰：体幹の下面で，左右の大腿にはさまれた領域である．体表区分では，前は恥丘，後は殿部と仙骨部，両側は陰部大腿溝で境されるが，その境界線は明瞭ではない．

［体　肢］

上肢：三角筋の起始から手指までで，上腕と前腕と手からなり，腋窩，肘，肘窩，指を含む．

下肢：鼠径靱帯から足指までで，大腿と下腿と足からなり，膝や膝窩，足の指を含む．

(2) 身体器官の多くは深部にあって，体表から触れることはできない．体表から視察，触察が可能な器官を確かめ，存在する位置とほかの器官との位置関係を知る指標（ランドマーク）とする．

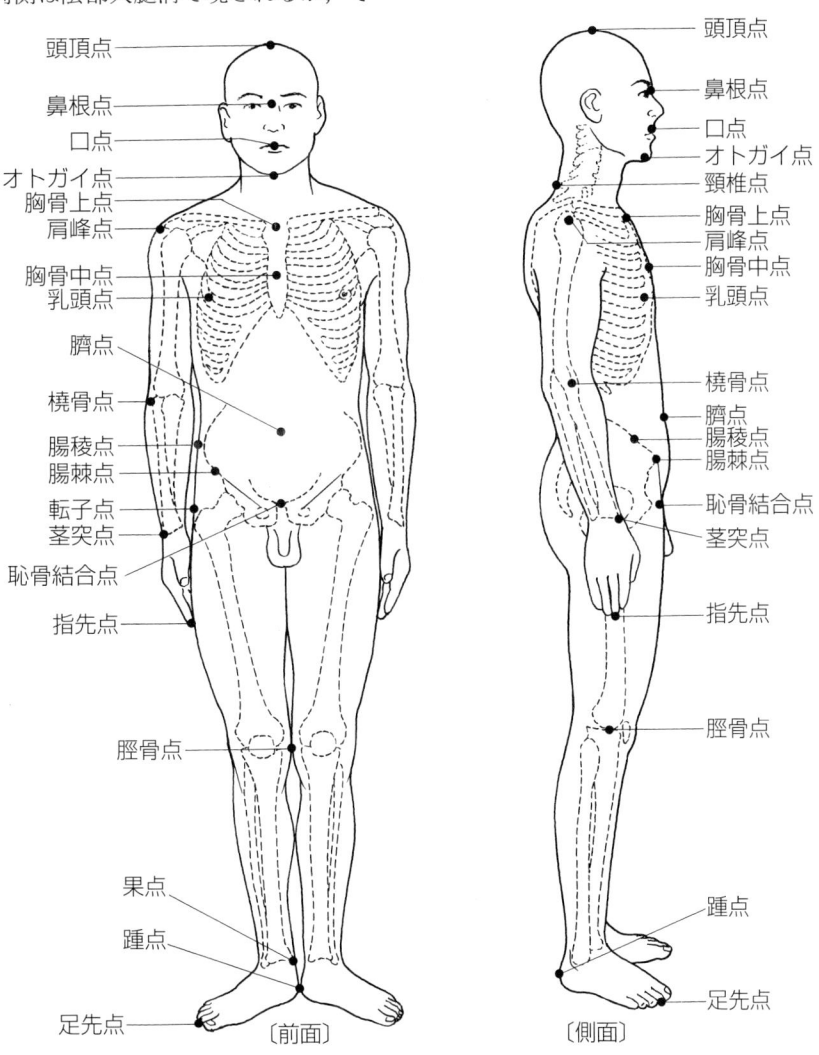

図1-2　身体計測点（藤田　1984）

基本事項

2 身体計測点（図1-2）

(1) 形態学的計測は人類学の領域から発展したもので，マルチン（Rudolf Martin）式人体計測法が広く用いられている．この方法は四肢，体幹の身体計測点のほかに，詳細な頭部の計測点を規定している．得られた測定値から，個体の身体特性，個体間の比較，統計的検討を行うことができる．

(2) 上肢の計測点（図1-3）

肩峰点：立位で上肢を下垂したとき，肩甲骨の肩峰の外側縁の最外突部．
橈骨点：橈骨小頭の上縁．
茎突点：橈骨茎状突起の最下端．
指先点：中指先端．

(3) 上肢の計測

上肢長：手長を加えるか否かによって2種類の計測法がある．

　全腕長：立位で上肢を伸展下垂した姿勢で計る．肩峰点から指先点までの直線距離．
　腕長または手長を除いた腕長：肩峰点から茎突点までの直線距離．
上腕長：肩峰点から橈骨点までの直線距離．整形外科などの臨床では，上腕長を肩峰点から上腕骨外側上顆までの直線距離とすることがある．
前腕長：橈骨点から茎突点までの直線距離．臨床では，上腕骨外側上顆と茎突点あるいは肘頭から尺骨茎状突起までの距離を前腕長とすることがある．
手長：橈骨と尺骨の茎状突起を結んだ直線の中点と指先点との直線距離．
指端距離（arm span）：臨床で用いられる計測のひとつで，両上肢を水平外転した状態で，両手の中指先間の距離をいう．正常では身長とほぼ同値とされている．
上腕最大囲：下垂した上腕で上腕二頭筋の最も膨らんでいる部位の水平周径．
前腕最大囲：上肢，手を下垂した状態で，前腕の

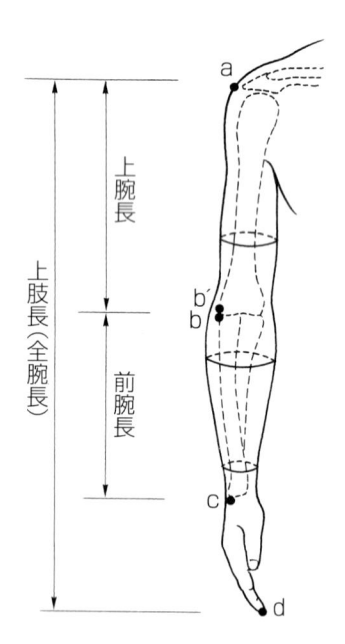

図1-3 上肢の計測点
a：肩峰点
b：橈骨点　b′：上腕骨外側上顆
c：茎突点
d：指先点

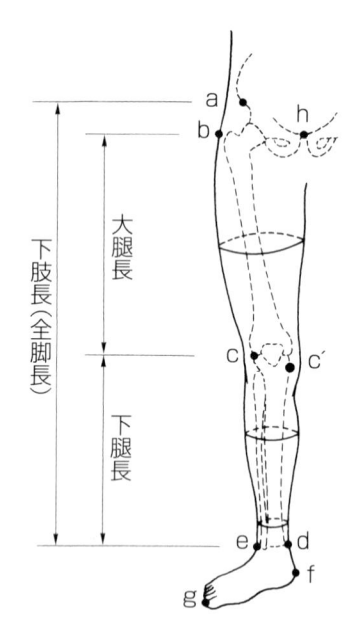

図1-4 下肢の計測点
a：腸棘点　b：転子点
c：膝関節外側裂隙　c′：脛骨点
d：内果　e：外果　f：踵点
g：足先点　h：恥骨結合点

基本事項

最も太い部位の水平周径である．その位置は肘関節から少し遠位部にあたる．

前腕最小囲：前腕の最も細い部位の周径で，その位置は橈骨および尺骨の茎状突起より少し近位部にあたる．

(4) 下肢の計測点（図1-4）

腸棘点：上前腸骨棘の最も下位の点．

脛骨点：脛骨内側顆の上縁．膝関節を軽く屈曲すると触れやすい．

果点：脛骨内果の最下点．

踵点：踵で最も後方に突出している点．

足先点：足指の最先端の点．第1指（母指）あるいは第2指．

(5) 下肢の計測

下肢長：足を加えるか否かによって2種類の計測法がある．

　全脚長：腸棘点から踵点までの直線距離．

　足を除いた脚長：腸棘点から果点までの直線距離．

　下肢長の計測法には，ほかにも種々の方法がある．計測点を恥骨結合点，会陰高＋90 mm，大転子高＋23 mm，恥骨結合点＋30 mm，腸棘点高－40 mm などを基準点とすることもある．一般的には，腸棘点から果点までの「足を除いた脚長」を下肢長とすることが多い．

　臨床では「足を除いた脚長」である棘果間距離（spina malleolar distance：SMD）および大腿骨大転子から外果までの距離（trochanter malleolar distance：TMD）の2種類の計測法を用いている．骨盤が側方に傾斜していると，SMD は正常でも一見脚長差があるようにみえる．また，片側の股関節が脱臼しているときは，SMD には左右差があるが，大転子からの距離による TMD には差が生じない．

大腿長：腸棘点と脛骨点を結ぶ直線距離から40 mm を引いたもの．臨床では，大腿骨大転子から膝関節外側裂隙までの距離を大腿長としている．

下腿長：脛骨点から果点までの直線距離．臨床では，膝関節内側裂隙から脛骨内果までの距離を下腿長としている．

足長：踵点から足先点までの直線距離．

大腿最大囲：両踵を5〜10 cm 離した立位で，大腿部の最も内側に突出している部分を大腿の長軸に直角に計測する．このとき，巻尺が殿部にかからないように注意する．臨床で大腿囲の左右差をみるときは，膝蓋骨上縁から10 cm あるいは15 cm（小児では5 cm）近位の周径を計測して比較することが多い．

下腿最大囲：下腿の腓腹筋部の最も膨大した部分を計測する．

下腿最小囲：脛骨内果の直上で水平に計測する．

3 身体運動の面と軸

(1) 運動の開始肢位

運動学では，通常解剖学的立位肢位を開始肢位とする（図1-5）．

(2) 空間での関節運動を記載するために3次元

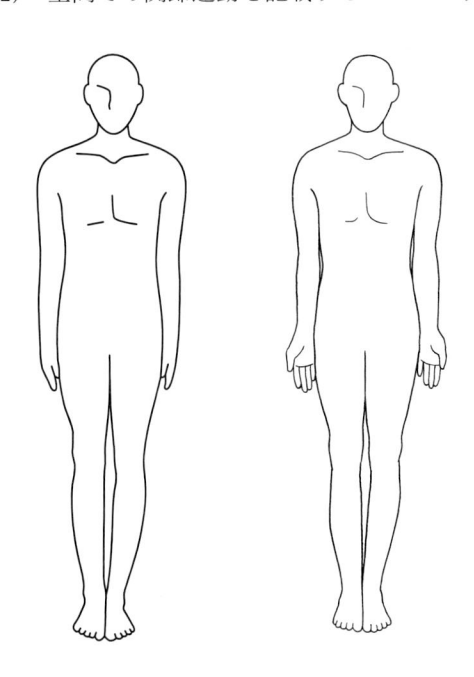

［基本的立位肢位］　　［解剖学的立位肢位］

図1-5　立位肢位

基本事項

の座標が用いられる．運動によって体節がつくる3つの運動の面と，それを中心として回転する3つの運動の軸を規定する．運動の軸は運動の面に対して常に直角である．

(3) 運動の面

矢状面：身体を前から後ろに通る垂直面．左右に2分する面を基本矢状面という．

前額面（前頭面）：身体を前後に分ける垂直面．前後に2分する面を基本前額面という．

水平面：身体を上下に分ける面．上下に2分する面を基本水平面という．

(4) 運動の軸

垂直軸：垂直方向の軸で，運動の面は水平面である．

矢状水平軸：前後方向の軸で，運動の面は前額面である．

前額水平軸：左右方向の軸で，運動の面は矢状面である．

④ 関節運動の記載

(1) 屈曲と伸展

矢状面‐前額水平軸の運動で，体節間の角度が小さくなるような運動を屈曲，反対に角度が大きくなるような運動を伸展という．

肩関節では屈曲を前方挙上，伸展を後方挙上，手関節では屈曲を掌屈，伸展を背屈，足関節では屈曲を底屈，伸展を背屈ということもある．また，頸と体幹では屈曲を前屈，伸展を後屈ともいう．

(2) 内転と外転

前額面‐矢状水平軸の運動で，体節が身体の中心に近づく運動を内転，遠ざかる運動を外転という．

肩関節では外転を側方挙上ともいう．手関節や指の運動では親指側への動きを橈屈，小指側への運動を尺屈，指では中指から離れる運動を外転という．頸と体幹では左側屈，右側屈という．

(3) 内旋と外旋

水平面‐垂直軸の運動で，内側に回転する運動を内旋，外側に回転する運動を外旋という．頸と体幹では左回旋や右回旋の用語が使われる．

(4) 回内と回外

とくに前腕部の運動で使われるもので，内旋を回内，外旋を回外という．

(5) 分回し運動

体節が円錐形を描くような運動で，円錐の先端は関節，底部は体節の末梢にあたる．分回し運動には回旋は含まれない．

分回し運動は2軸性または多軸性関節で起こる．中手指節関節では屈曲と伸展，内転と外転が組み合わさって分回し運動となる．

(6) 内がえしと外がえし

とくに足部の運動で使われるもので，内がえしは足底が内方を向く運動（足部の回外，内転，底屈が複合した運動），外がえしは足底が外方を向く運動（足部の回内，外転，背屈が複合した運動）である．

(注) 内反と外反：内反は基本肢位で関節の外側の角度が正常よりも大きい状態を，外反はその逆の状態をいい，通常は関節変形を示す病的なもので，正常関節（運動）では用いられない．

実 習

準 備

筆記用具，トレーシングペーパー，グラフ用紙，皮膚鉛筆，解剖学教科書，骨格標本，巻尺，物差し，角度計（大，小，手指用3関節角度計）．

注 意

実習を行うときの服装はショートパンツ，水泳パンツまたは水着として，できるだけ肌が露出しているものがよい．

実習1　体表区分とランドマーク

1.1　身体の部位

● 実習のねらい ●

身体の各部位の位置と，それらを区分するときの境界となる解剖学的指標を確かめる．

[実習手順]

つぎの身体各部位の境界を図1-6の透写図に線描し，解剖学的には何を境界の指標とするかを記載する．

①頭部と顔面，②頭部と頸部，③頸部と胸部，④頸部と背部，⑤胸部と腹部，⑥体幹と上肢，⑦体幹と下肢

● 考 察 ●

境界が解剖学的指標で明瞭に区分できないのはどれか，また，その理由を考察する．

1.2　身体各部位の触察

● 実習のねらい ●

解剖学的指標となる骨格の突起部，筋や筋群の輪郭，末梢神経や脈管の走行を触察によって確認する．

[実習手順]

1) つぎの各身体部位を触察で確かめる．
2) 筋の触察は，上下肢の関節角度を変えたり，随意的に筋を収縮させて筋緊張を高めると触察しやすい．
3) 肘関節部は屈曲位で前腕を回内，回外させながら触察すると，関節各部の確認が容易である．
4) 膝関節部は90°屈曲位で脛骨前上部から後方へ触察すると，関節裂隙の位置が分かりやすい．
5) 動脈は拍動を触れやすい身体部位を確認する．
6) 椎骨の棘突起の位置は体幹を前屈させると明瞭になる．

① 頭頸部

外後頭隆起，乳様突起，顎関節，鎖骨，胸鎖関節，肩鎖関節，胸鎖乳突筋，前斜角筋，総頸動脈．

② 肩部

肩甲骨（内側縁，外側縁，上角，下角，肩甲棘，肩峰，烏口突起），上腕骨頭（大結節，小結節，結節間溝），三角筋．

③ 上腕と腋窩

上腕二頭筋，上腕三頭筋，腕神経叢，正中神経．

④ 肘部と前腕

上腕骨（内側上顆，外側上顆，尺骨神経溝），尺骨（肘頭，茎状突起），橈骨（橈骨頭，茎状突起），腕尺関節，腕橈関節，前腕屈筋群，前腕伸筋群，肘正中皮静脈，橈骨動脈，尺骨神経，橈骨神経．

⑤ 胸部

胸骨（胸骨柄，胸骨体，剣状突起），肋骨（12対），大胸筋，前鋸筋．

⑥ 腹部

恥骨結合，上前腸骨棘，下前腸骨棘，腸骨稜，坐骨結節，腹直筋．

⑦ 背部

椎骨棘突起（頸椎〜尾椎：皮膚鉛筆で印をつけ，部位を確かめる），僧帽筋，肩甲挙筋，広背筋．

⑧ 股関節

大腿骨（大転子，内側顆，外側顆），大殿筋，中殿筋，大腿筋膜張筋，縫工筋，大腿四頭筋，大腿二頭筋，長内転筋，大腿動脈．

実 習

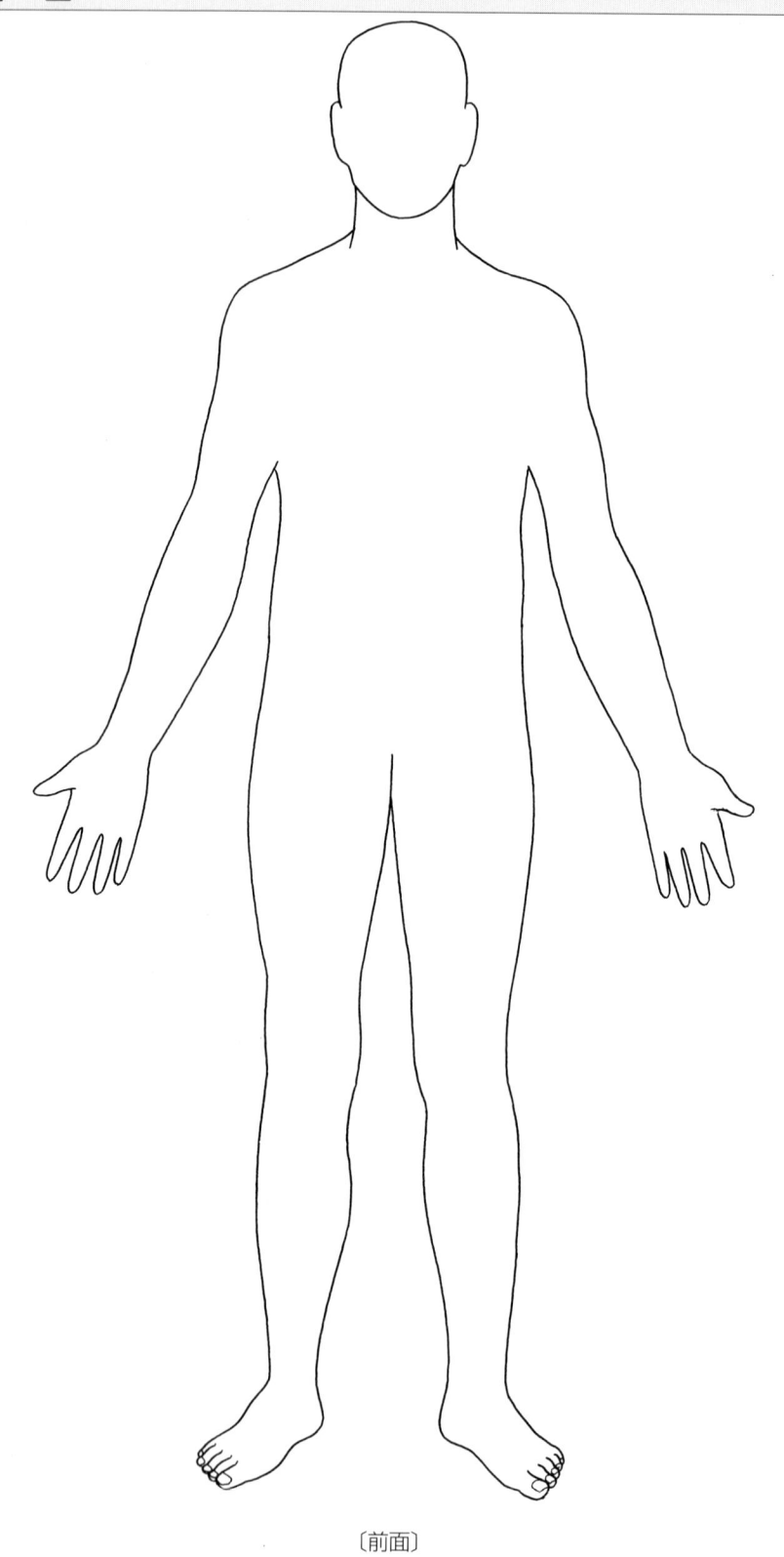

〔前面〕

図1-6　身体の輪郭

実 習

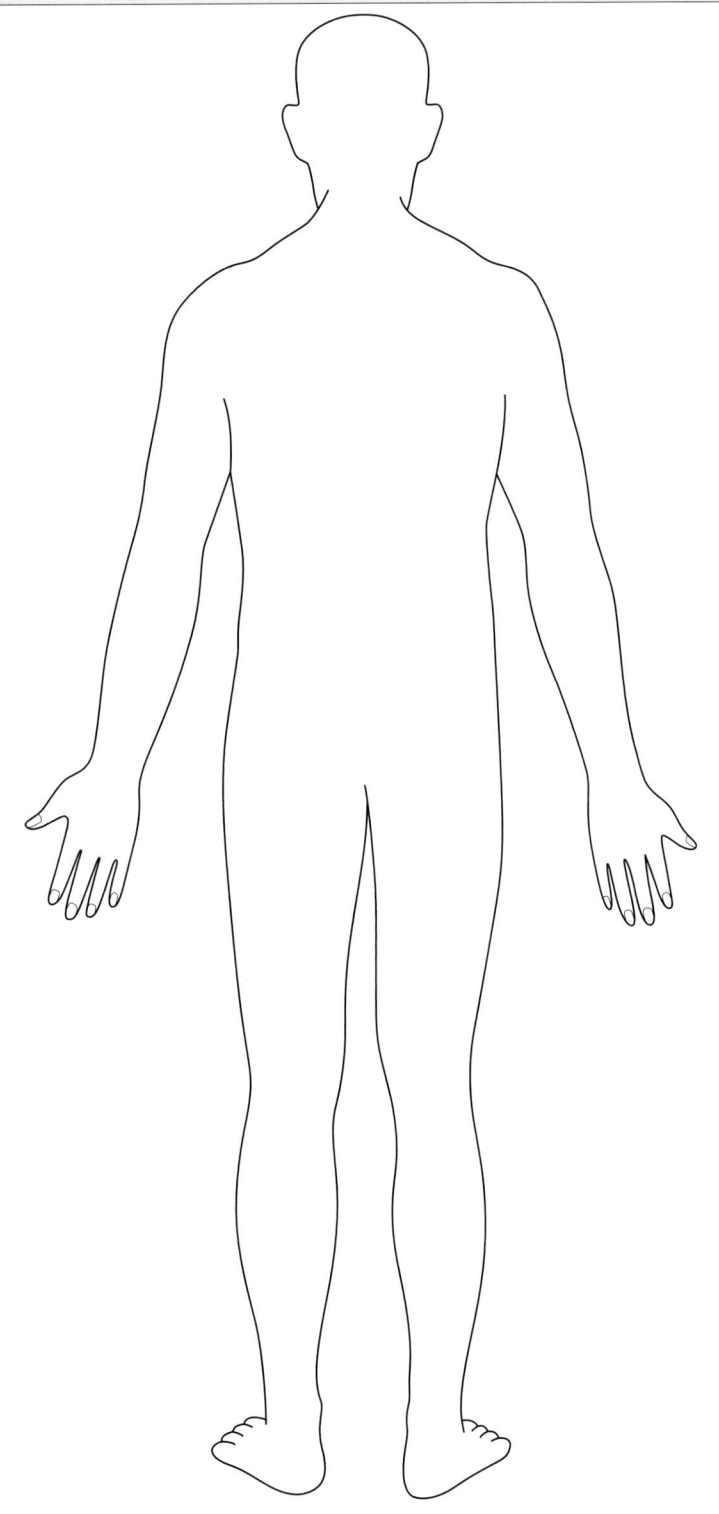

〔後面〕

図1-6 つづき

実 習

⑨ 膝部と下腿部

膝蓋骨，脛骨（内側顆，外側顆，脛骨粗面，脛骨内果），腓骨（腓骨頭，腓骨外果），内側関節裂隙，外側関節裂隙，膝蓋靱帯，前脛骨筋，腓腹筋，アキレス腱，後脛骨動脈，総腓骨神経．

⑩ 足部

踵骨（踵骨隆起），足背動脈．

● 考 察 ●

被験者が痩身の場合と肥満の場合では，触察にどのような差があるかを検討する．

1.3 肩甲骨の位置と運動

● 実習のねらい ●

1) 胸郭上の肩甲骨の位置を椎骨棘突起高と肋骨の位置との対比で確かめる．
2) 前胸部の胸骨，乳頭，臍の位置を椎骨棘突起高で確かめる．
3) 種々の運動で肩甲骨はどのような動きをするか，また，その移動距離を計測する．

［実習手順］

1) 体幹前屈位で，第7頸椎から第5腰椎棘突起まで，順に触察で確認しながら，その先端に皮膚鉛筆で印をつける．
2) 基本的立位肢位で，側胸部の肋骨の位置を触察で確認しながら，印をつける．
   (1) つぎの各部位は何番の椎骨棘突起の高さに一致するかを触察で確かめ，図1-7の［ ］内に，たとえば［T 6］，［T 7-8］などで記載する（T：胸椎 thoracic vertebrae の略）．
   ① 肩甲骨上角
   ② 肩甲棘の内縁
   ③ 肩甲骨下角
   ④ 胸骨柄と胸骨体の結合部
   ⑤ 胸骨剣状突起の先端
   ⑥ 臍
   (2) つぎの各部位は何番の肋骨の高さに一致するかを触察で確かめ，図1-7の（ ）内に，例えば（R 5）などで記載する（R：肋骨 ribs の略）．
   ① 肩甲骨下角．
   ② 乳頭．
   (3) 肩甲骨の位置および運動に伴う移動距離を測定する．
   ① 基本的立位肢位での両側の肩甲骨内側縁の間の距離．
   ② 最大限に胸をはって肩甲骨を後方に引いたときの両側の肩甲骨内側縁の間の距離．
   ③ 最大限に胸をすぼめて肩甲骨を前方に引いたときの両側の肩甲骨内側縁の間の距離．
   ④ ②と③から肩甲骨の胸郭上における水平移動距離を計算する．
   ⑤ 上肢を体幹側につけたまま，最大限に肩をすくめて肩甲骨を上方に引き上げたとき，肩甲骨下角は何番の肋骨にあるかを確かめる．
   ⑥ (2)①の結果と⑤から肩甲骨の胸郭上における垂直移動距離を求める．

● 考 察 ●

1) 肩甲骨の運動は，肩関節における上肢の運動に連動する．肩関節の屈曲（上肢の前方挙上），外転（側方挙上），伸展（後方挙上）で，肩甲骨は上下方向，水平方向の移動のほかに，回転や傾斜などの運動を伴うことを観察する．
2) 皮膚鉛筆の印は運動に伴って皮膚が移動することに注意する．

実　習

［　　　　　］

（　　　　　）

［　　　　　］

［　　　　　］

［前面］

［　　］
［　　］

［　　　　］,（　　　　）

［後面］

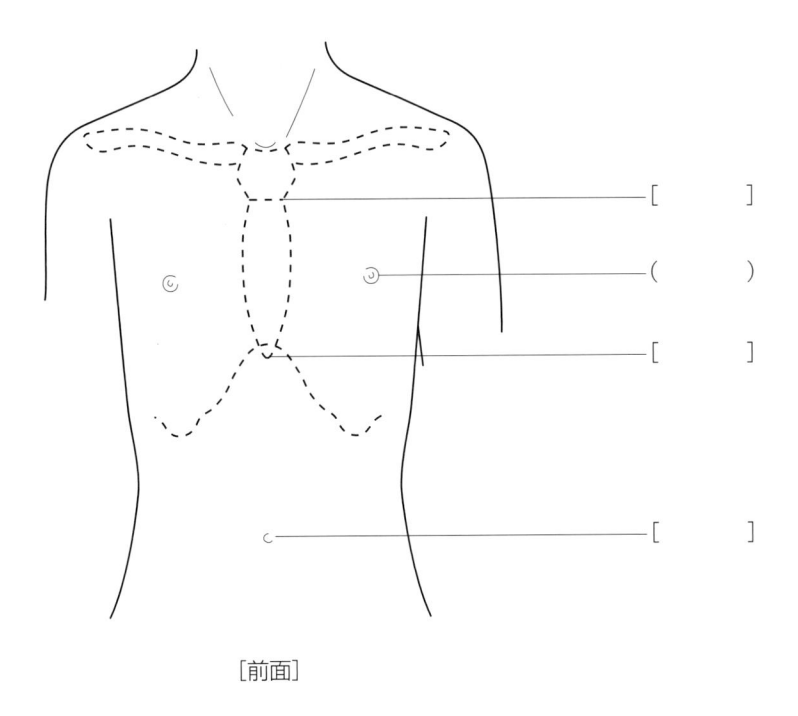

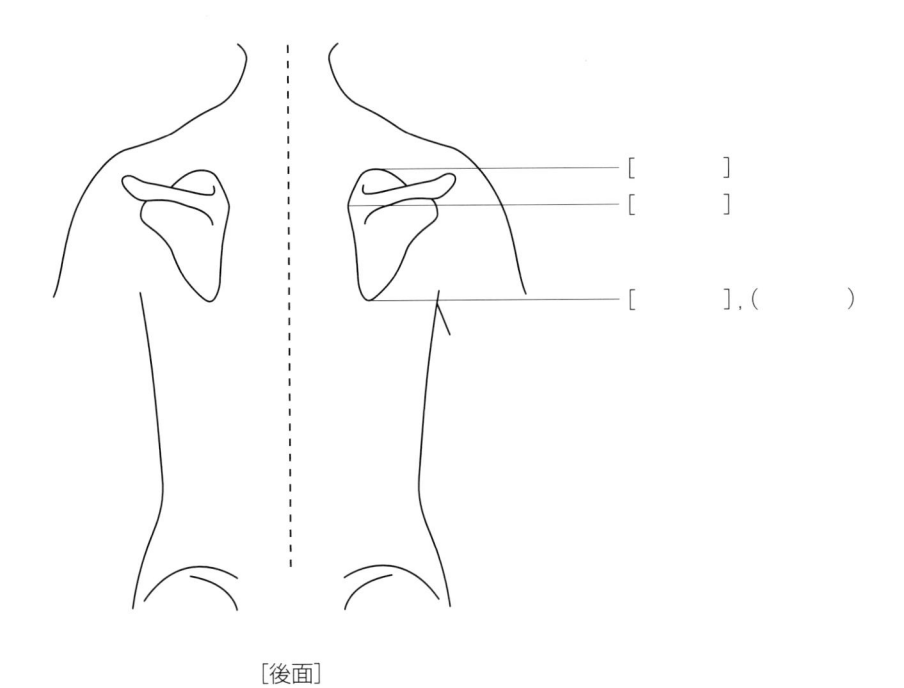

図1-7　胸郭と腹部

実　習

実習2　身体計測点と四肢の計測

2.1　上肢の身体計測点と計測

●実習のねらい●
1) 上肢の身体計測方法を習得する．
2) 一般的な身体計測方法と臨床で用いられる方法との相違を確認する．

［実習手順］
1) 基本的立位肢位で右上肢を巻尺で計測する．
2) 上肢の身体計測に必要な身体計測点（肩峰点，橈骨点，茎突点）にあらかじめ皮膚鉛筆で印を記しておく．
3) つぎの各項目を計測する．
    ① 上肢長（全腕長）
    ② 上腕長
    ③ 前腕長
    ④ 手長
    ⑤ 指端距離（身長との比較）
    ⑥ 上腕最大囲
    ⑦ 前腕最大囲
    ⑧ 前腕最小囲

●考　察●
テニスや野球などのスポーツを習慣的に行っていると，上腕や前腕の周径に左右差が認められることがある．このような被験者がいれば，左右の上肢について計測して，その差を確認する．

2.2　下肢の身体計測点と計測

●実習のねらい●
1) 下肢の身体計測方法を習得する．
2) 一般的な身体計測方法と臨床で用いられる方法の相違を確認する．

［実習手順］
1) 基本的立位肢位あるいは背臥位で右下肢を巻尺で計測する．
2) 下肢の身体計測に必要な身体計測点（腸棘点，転子点，脛骨点，膝関節内側裂隙，膝関節外側裂隙，果点（内果），外果の最下部，踵点）にあらかじめ皮膚鉛筆で印を記しておく．
3) つぎの各項目を計測する．
    ① 下肢長（全脚長）．
        ⅰ) 全脚長：腸棘点と踵点を結ぶ直線距離．
        ⅱ) 足を除いた脚長（棘果間距離，SMD）．
        ⅲ) 転子点と外果最下部を結ぶ直線距離（TMD）．
    ② 大腿長
        ⅰ) 腸棘点と脛骨点を結ぶ直線距離．
        ⅱ) 転子点と膝関節外側裂隙を結ぶ直線距離．
    ③ 下腿長
        ⅰ) 脛骨点と果点を結ぶ直線距離．
        ⅱ) 膝関節内側裂隙と果点を結ぶ直線距離．
    ④ 足長
    ⑤ 大腿最大囲
    ⑥ 下腿最大囲
    ⑦ 下腿最小囲

●考　察●
1) ①ⅱ)と①ⅲ)，②ⅰ)と②ⅱ)，③ⅰ)と③ⅱ)のそれぞれの計測結果を比較して，どのような差異があるかを検討する．
2) 骨格標本を用いて①〜④は具体的に何を計測しているのかを確かめる．

実　習

実習 3　身体運動の面と軸

3.1　運動の面と軸

● 実習のねらい ●

1) 3次元空間での運動を記載するには，運動の面と軸を規定しなければならない．
2) 実際の運動によって，運動の面と軸の概念を理解する．

[実習手順]

開始肢位を解剖学的立位肢位として，つぎの運動を行うときの運動の面と軸を表 1-1 に記す．また，運動が行われた関節名と運動の種類を記す．

表 1-1　運動の面と軸

	運動の面	運動の軸	関　節	運　動
例：肘を曲げる	矢状面	前額水平軸	肘関節	屈　曲
顔を左に向ける				
頸を右に傾ける				
右上肢を前方に上げる				
右上肢を側方に上げる				
右手掌を後方に向ける				
右小指を開く				
右母指を掌側に曲げる				
体幹を前方に曲げる				
体幹を捻って左側を向く				
右下肢を後方に上げる				

実 習

実習4　関節運動

4.1　肩関節の関節可動域計測

● 実習のねらい ●

1) 肩関節を用いて関節可動域測定方法の原則を習得する．
2) 関節可動域には他動的関節可動域と自動的関節可動域とがある．通常，関節可動域というときは前者を指す．
3) 他動的関節可動域と自動的関節可動域には，計測値に差異があることを確認する．
4) 関節可動域には個人差があることを確認する．
5) 「関節可動域表示ならびに測定法」は［リハ医学，32：207-217，1995］あるいは［基礎運動学第6版，512-521，2004］を参照すること．

[実習手順]

1) 角度計（大）を用意する．
2) 開始肢位は基本的立位肢位または座位とする．
3) つぎの各項目について，右肩関節の他動的関節可動域および自動的関節可動域を計測する（表1-2）．
  ① 屈曲（前方挙上）
  ② 伸展（後方挙上）
  ③ 内転（軽度屈曲位で）
  ④ 外転（側方挙上）
  ⑤ 内旋（肘関節90°屈曲位で）
  ⑥ 外旋（肘関節90°屈曲位で）
  ⑦ 水平屈曲（肩90°外転位を0°とする）
  ⑧ 水平伸展（肩90°外転位を0°とする）

● 考　察 ●

1) 他動的関節可動域と自動的関節可動域では，測定値にどれほどの差異があるか．その理由を考察する．
2) 他動的関節可動域には個人差があることを，被験者全員の計測値について，以下の処理を行って考察する．
  a．度数分布のヒストグラムを書く．
  b．平均値と標準偏差を求める．
  c．中央値とモード（最頻値）を求める．

表1-2　他動的関節可動域と自動的関節可動域

	他動的関節可動域	自動的関節可動域	差
屈曲（前方挙上）		(　　　)	
伸展（後方挙上）		(　　　)	
内転（軽度屈曲位で）		(　　　)	
外転（側方挙上）		(　　　)	
内旋（肘関節90°屈曲位で）		(　　　)	
外旋（肘関節90°屈曲位で）		(　　　)	
水平屈曲（肩90°外転位から）		(　　　)	
水平伸展（肩90°外転位から）		(　　　)	

実　習

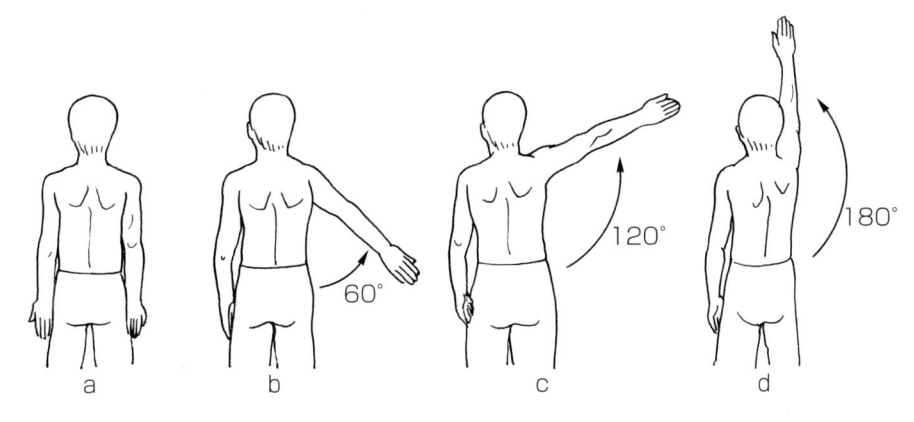

図1-8　上肢の外転

4.2　肩関節と肩甲骨の動きについて

●実習のねらい●

1) 肩甲骨は肩関節の運動に伴って胸郭上を動く．とくに肩関節外転運動の角度変化と肩甲骨の動きの間には一定の関係があり，これを肩甲上腕リズム（scapulo-humeral-rhythm）という．
2) 上肢の運動に伴う肩甲骨の動きを理解する．

[実習手順]

1) 被験者の下位頸椎と胸椎棘突起に皮膚鉛筆で印をつける．
2) 被験者は上肢を体幹側に置き，腹臥位となる．
3) 図1-8のように上肢を外転位にしたとき，0°，30°，60°，90°，120°，150°，180°における棘突起列に平行な直線と肩甲骨内側縁との角度を計測する（図1-9）．

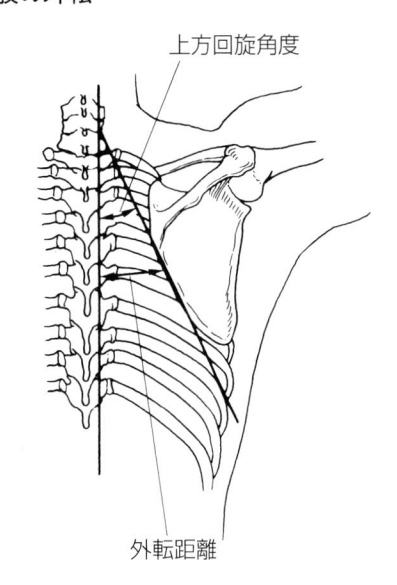

図1-9　上肢の外転に伴う肩甲骨の運動
（Wells 1971，一部改変）

●考　察●

1) 従来は肩甲上腕リズムとして，上肢の外転30°までは肩甲骨の運動は不定で，それ以降は外転2°ごとに肩甲骨は約1°ずつ上方回旋が起こるとする説が支持されていた．現在は，機能的X線撮影などにより，この説は否定されている．
2) 実際の計測結果から，上肢の外転運動と肩甲骨の動きの間には，何らかの規則性があるのかを検討する．

実 習

4.3 手関節の肢位と指の関節可動域

● 実習のねらい ●

肢位によって関節可動域が異なることを理解する．

[実習手順]
1) 手指用3関節角度計を用意する．
2) 右の手関節の最大背屈位と最大掌屈位で，中指の屈曲について，各関節の他動的関節可動域および自動的関節可動域を計測する（表1-3）．

● 考 察 ●
1) 他動的関節可動域および自動的関節可動域の計測結果に差異が生じた場合，その理由を考察する．
2) 中指の伸展についても同様に計測し，その結果について考察する．

表1-3 手指の関節可動域

手関節	中手指節関節	近位指節間関節	遠位指節間関節
背屈位（他動）			
背屈位（自動）			
掌屈位（他動）			
掌屈位（自動）			

4.4 膝関節の肢位が股関節可動域に及ぼす影響

● 実習のねらい ●
1) 2〜多関節筋が関与する隣接関節では，他関節の肢位によって当該関節の関節可動域が異なることを理解する．
2) 膝関節の肢位変化が股関節の関節可動域に及ぼす影響を検討する．

[実習手順]
1) 角度計（大）を用意し，被験者の右下肢について計測する．
2) 表1-4，5のように膝関節の肢位を屈曲位あるいは伸展位とした条件のもとで，股関節の屈曲および伸展運動を行う．運動は他動的および自動的に行い，関節可動域を計測する．

● 考 察 ●
1) 膝関節の伸展位では，股関節運動の伸展は大きく，屈曲は小さい．膝関節が屈曲位のときはその逆となる．その理由を考察する．
2) 2〜多関節筋の筋作用と腱作用について考察する．
3) 股関節を両側同時に屈曲すると，片側の場合よりも可動域角度は大きくなる．その理由を考察する．

実 習

表 1-4 膝関節の肢位変化と股関節屈曲の関節可動域

膝関節の肢位	股関節の運動	可動域角度
a. 伸展位	片側屈曲（他動）	
b. 伸展位	片側屈曲（自動）	
c. 屈曲位	片側屈曲（他動）	
d. 屈曲位	片側屈曲（自動）	
e. 伸展位	両側屈曲（他動）	
f. 屈曲位	両側屈曲（自動）	

a, b, e：背臥位　　c, d, f：側臥位

表 1-5 膝関節の肢位変化と股関節伸展の関節可動域

膝関節の肢位	股関節の運動	可動域角度
伸展位	片側伸展（他動）	
伸展位	片側伸展（自動）	
屈曲位	片側伸展（他動）	
屈曲位	片側伸展（自動）	

腹臥位で測定

実　習

4.5 テープメジャーによる頸の可動域計測

● 実習のねらい ●
1) 体幹や頸の可動域計測は，通常の角度計による計測が困難な場合には，特殊な方法としてテープメジャー（tape measure）法が用いられる．
2) 頸の可動域計測によって，テープメジャー法を習得する．

[実習手順]
1) 巻き尺を用意し，被験者は座位で計測する．
2) 計測方法は，耳垂や下顎端（オトガイ点），肩峰点を指標として，その距離（mm）を計測し，表1-6に記す（図1-10）．

側屈：最大側屈時の耳垂と肩峰間の距離．
回旋：最大回旋時の下顎端と肩峰間の距離．

● 考　察 ●
1) 上記の運動について，通常の角度計による計測を行い，テープメジャー法による測定結果との相関を，被験者全員について計算し，処理をする．
2) 相関の結果からテープメジャー法の妥当性を検討する．

表1-6　テープメジャー法による頸の可動域

基本肢位	右側屈	基本肢位	右回旋

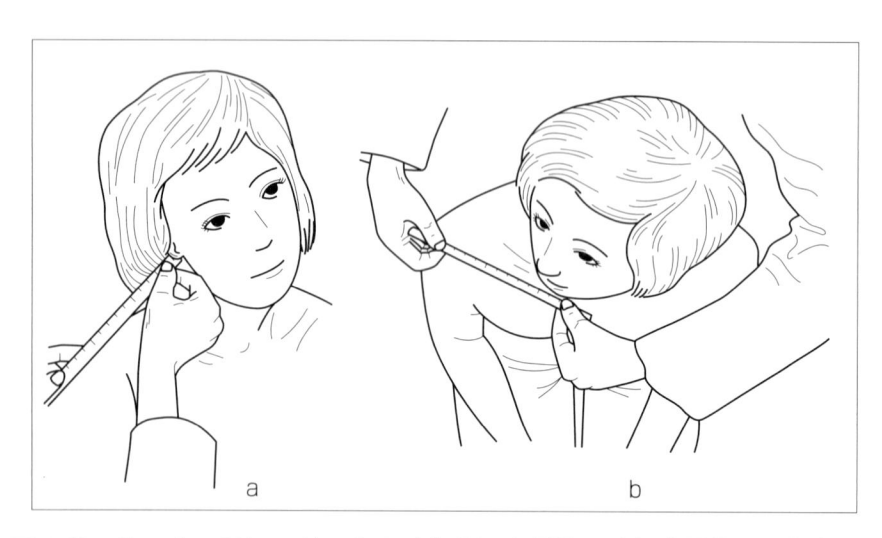

図1-10　テープ・メジャー法による（a）頸の右側屈と（b）右回旋の可動域計測
（ノルキン・他　1987，一部改変）

実 習

4.6 テープメジャーによる体幹の可動域計測

● 実習のねらい ●

体幹の運動について，テープメジャー法による可動域計測を行い，この方法を習得する．

[実習手順]
1) 巻き尺を用意する．被験者は立位となり，台上に立つ．指先が床面より下方に達する場合は負（−）の符号をつけて記録する．
2) 計測方法は上肢の指先から床までの距離（mm）を計測し，表1-7に記す（図1-11）．

前屈：両踵を接触して，膝伸展位で最大前屈し，下垂した上肢の指先から床までの距離．

後屈：前屈と同様の姿勢で最大後屈したとき，下垂した上肢の指先から床までの距離．

側屈：立位で最大側屈したとき，下垂した上肢の指先から床までの距離．

● 考察 ●

1) 体幹の前屈，後屈，左右の側屈の測定結果との相関を検討する．
2) 頸部，体幹以外にテープメジャー法が適応可能な部位を検討する．

表1-7 テープメジャー法による体幹の可動域

基本肢位	前 屈	後 屈	右側屈	左側屈

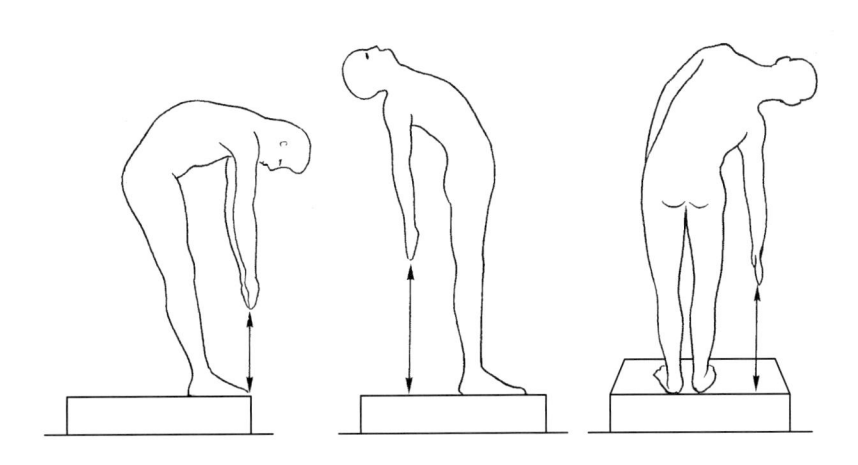

図1-11 体幹前屈，後屈および側屈のテープメジャー

2 機能解剖学

■ 本章の課題 ■

1. 骨格筋の位置，起始と停止（付着）を知る．
2. 関節運動からみた機能的筋群を理解する．
3. 抵抗運動で起こる筋収縮を触察する．
4. ひとつの筋が近位部（起始）を固定された状態で短縮した場合，遠位部（停止）に起こる運動を解剖学の知識から推定する．
5. 主要な筋の神経支配を知る．

基本事項

1. 機能解剖学では，筋短縮によって起こる運動から筋の作用を理解する．

2. 実際の運動は重力などの外力，運動の速さなどにより，筋の遠心性収縮で行われることも多い点に注意する．

3. 筋の起始，停止の定義を確認する．ここでは近位（体幹の中心に近い側）を起始とする．

4. 各筋の解剖学的位置を確認する．表在性の筋は視察，触察で確認できるが，深在性のものは体表からは確認できない．図示することで位置を確かめておく．体表から筋の位置を確認するときに，被験者の体型が痩身か肥満かで容易さは異なる．ボディビルダーは，個々の筋の筋力トレーニングを行っているため，容易に確認できる．

5. 関節運動に関与する機能的筋群およびその分類を確認する．

   例：肩関節外転筋群，肘関節屈筋群，手関節掌屈筋群，脊柱起立筋群など．

6. 2関節筋，多関節筋の機能を確認する．

7. 動筋，拮抗筋，共同筋，固定筋，中和筋の定義を確認する．

8. 特殊な筋作用としての逆作用（reversed action）を知る．
   (1) 筋の遠位部が固定され，筋短縮により近位部に運動が起こる．
   (2) 鉄棒で懸垂運動を行うとき，上腕二頭筋の短縮で肘関節の屈曲が起こる．手と前腕は鉄棒と一体となって動かず，身体が上方に動く．

9. 筋の腱作用（tendon action）と靱帯作用（ligamentous action）を知る．

実 習

準 備
筆記用具，トレーシングペーパー，解剖学教科書．

注 意
視察，触察する部位は肌を露出するとよい．

実習1　上肢帯と上肢の筋

1.1　上肢帯と上肢の筋

●実習のねらい●
1) 上肢帯と上肢の筋の位置を視察と触察で確かめる．
2) 体表から触察できるものと，深部にあって触察できないものを区分する．
3) 筋の走行を描画して，起始と停止の部位を確かめ，神経支配を確認する．

[実習手順]
図2-1から上肢帯と上肢の骨格の輪郭を透写する．必要に応じて複数枚の輪郭の透写図を用意する．

1) つぎの各筋の起始，走行，停止を記入し，神経支配を付記する．
   ① 僧帽筋，菱形筋，前鋸筋，小胸筋，肩甲挙筋．
   ② 三角筋，棘上筋，棘下筋，大円筋，肩甲下筋，広背筋，大胸筋．
   ③ 上腕二頭筋，腕橈骨筋，上腕筋，円回内筋，方形回内筋，回外筋，上腕三頭筋，肘筋．
   ④ 長母指屈筋，橈側手根屈筋，尺側手根屈筋，指伸筋，長母指伸筋，尺側手根伸筋．

2) これらの筋のうち，
   ⅰ) 肩関節：屈筋群，伸筋群，内転筋群，外転筋群
   ⅱ) 肘関節：屈筋群，伸筋群
   ⅲ) 手関節：掌屈筋群，背屈筋群
   に含まれるものを列記する．

3) これらの筋のうち，2関節筋には［T］（two joint muscle の略），多関節筋には［M］（multi-joint muscle の略）を記す．

4) これらの筋を触察可能なものと，触察不可能なものに区分する．

●考 察●
触察可能な筋について，その位置と走行を確認する方法（どのような運動を行い，どこに抵抗を加えるか）と，確認する部位（どこを触察すればよいか）について考察する．

1.2　僧帽筋の働き

●実習のねらい●
1) 僧帽筋（図2-2）は，上背部の皮下で触察が可能な筋であり，機能的には上部，中部および下部の線維に区分される．
2) 運動の種類によって活動する部位が異なることを確認する．

[実習手順]
1) 被験者は立位および腹臥位で，上半身を露出する．
2) つぎの各運動で僧帽筋のどの部位が活動するかを触察で確認する．
   ① 立位で肩甲帯を挙上する（肩をすくめる）．
   ② 立位で上肢を最大外転する（図2-3）．
   ③ 腹臥位で両上肢を体幹側につけ，頸を伸展（後屈）する（図2-4）．

●考 察●
僧帽筋が全体として収縮したときには，どのような運動が起こるかを考察する．

1.3　大胸筋の働き

●実習のねらい●
1) 大胸筋は鎖骨部線維と胸腹部線維に区分される．
2) 運動の種類によって筋の活動する部位が異なる

実 習

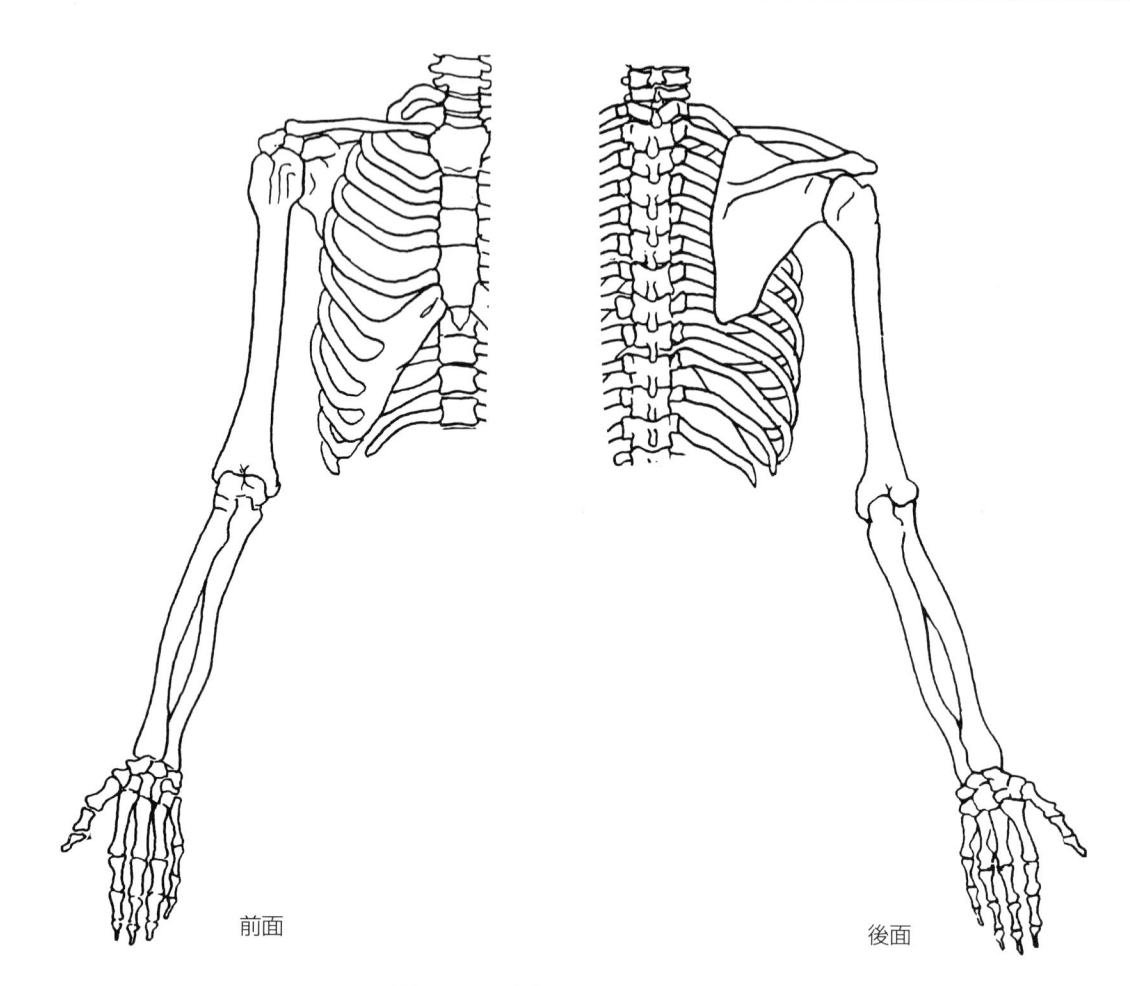

図 2-1　上肢帯と上肢の骨格図
前面　　後面

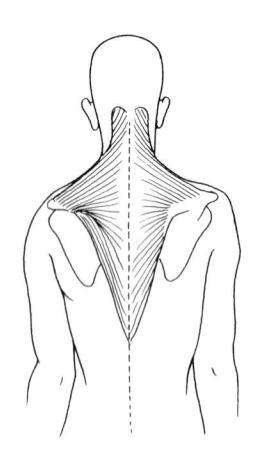

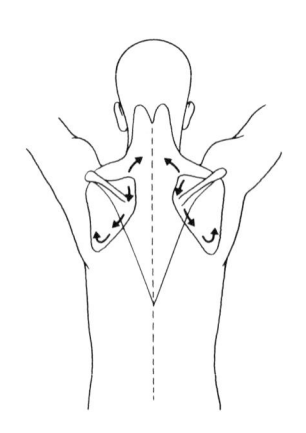

図 2-2　僧帽筋の走行

図 2-3　上肢外転時の肩甲骨の動き

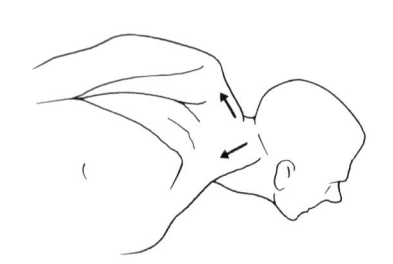

図 2-4　頸の伸展（後屈）

実　習

ことを確認する．

[実習手順]
1) 被験者は立位あるいは座位で上半身を露出する．
2) つぎの各肢位における運動で大胸筋のどの部分が活動するかを触察で確認する．
   ① 肩関節90°外転位で抵抗に抗して水平屈曲（水平内転）の方向に動かす．
   ② 肩関節45°外転位で抵抗に抗して，さらに外転の方向に動かす．
   ③ 肩関節160°外転位で抵抗に抗して，さらに外転の方向に動かす．

● 考　察 ●
肢位と大胸筋の活動する部分との関係について考察する．

1.4　三角筋の働き

● 実習のねらい ●
1) 三角筋は前部，中部および後部の線維に区分される．
2) 運動の種類によって活動する部位が異なることを確認する．
3) 三角筋は肩関節のあらゆる運動に関与することを確認する．

[実習手順]
1) 被験者は立位あるいは座位で上半身を露出す

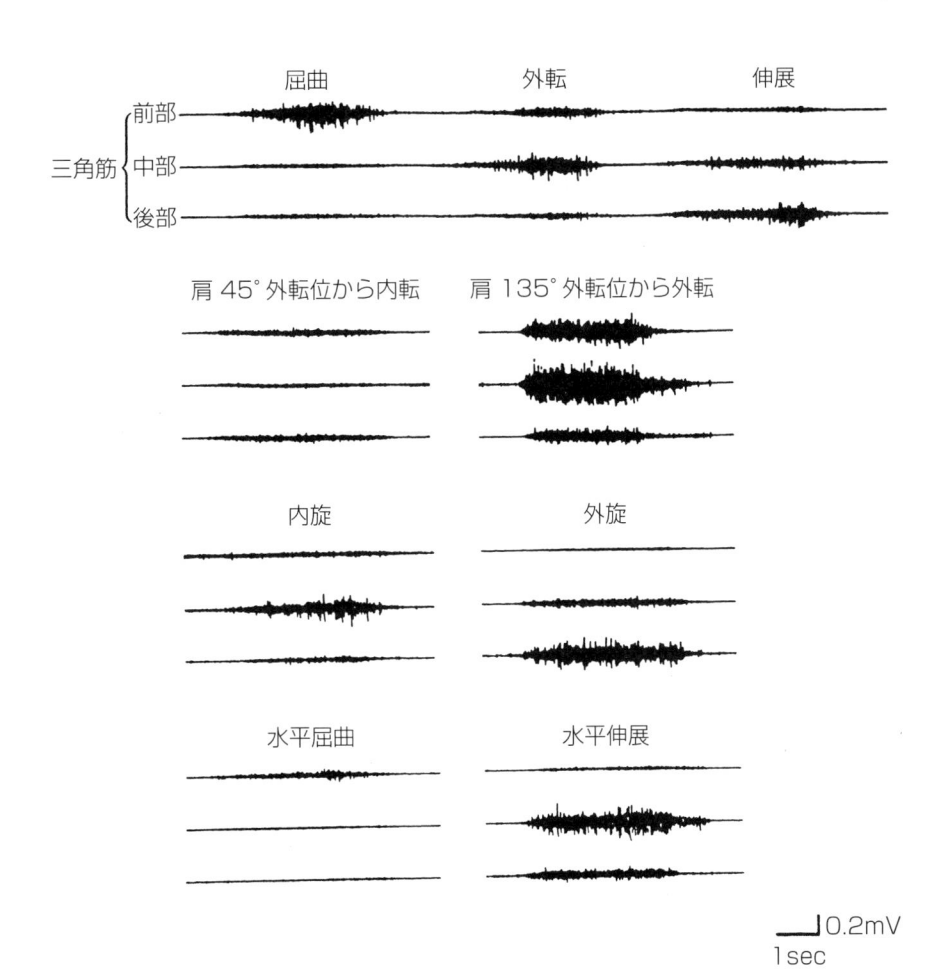

図2-5　三角筋の各肢位での筋活動（表面筋電図）

実　習

2) 図2-5は三角筋の筋活動を表面筋電図で記録したものである．各運動を実際に行ったときの触察の結果と筋電図所見とを比較する．

● 考　察 ●

肢位の変化により同一の筋が拮抗する運動で活動することがある．この相反する機能を"筋の習慣的機能の転倒（reverse of customary function）"という（Wells 1971）．図2-5の筋電図記録から，この現象がみられる拮抗する運動の組み合わせを検討する．

1.5　肘関節屈筋群の働き

● 実習のねらい ●

肘関節屈筋群には上腕二頭筋，上腕筋，腕橈骨筋などがある．これらの筋の位置，走行を触察によって確かめる．

[実習手順]

肘関節90°屈曲位として，以下の肢位で肘関節屈曲運動を抵抗に抗して行う．

① 前腕回外位．前腕近位部で上腕二頭筋を触察する．
② 前腕回内位．上腕遠位部で上腕筋を触察する．
③ 前腕中間位．前腕近位部で腕橈骨筋を触察する．

● 考　察 ●

上腕二頭筋は前腕の肢位によって，肘関節屈曲で発揮される筋の張力が異なる．このことを筋の停止の位置から考察する．

実習2　下肢帯と下肢の筋

2.1　下肢帯と下肢の筋

● 実習のねらい ●

1) 下肢帯と下肢の筋の位置を視察と触察で確かめる．
2) 体表から触察できるものと，深部にあって触察できないものを区分する．
3) 筋の走行を描画して，起始と停止の部位を確かめ，神経支配を確認する．

[実習手順]

図2-6から下肢帯と下肢の骨格の輪郭を透写する．

1) つぎの筋の起始，走行，停止を記入し，神経支配を付記する．

① 薄筋，縫工筋，大殿筋，中殿筋，小殿筋．
② 大腿二頭筋，大腿直筋，外側広筋，中間広筋，内側広筋，半膜様筋，半腱様筋，大内転筋，長内転筋，短内転筋．
③ 前脛骨筋，長指伸筋，長腓骨筋，短腓骨筋，ヒラメ筋，腓腹筋，長母指伸筋，後脛骨筋，長指屈筋，長母指屈筋．

2) これらの筋のうち，
　ⅰ）股関節：屈筋群，伸筋群，内転筋群，外転筋群，内旋筋群，外旋筋群
　ⅱ）膝関節：屈筋群，伸筋群
　ⅲ）足関節：背屈筋群，底屈筋群
に含まれるものを列記する．

3) これらの筋のうち，2関節筋には［T］，多関節筋には［M］を記す．

4) これらの筋を触察可能なものと，触察不可能なものに区分する．

● 考　察 ●

触察可能な筋については，その位置や走行を確認する方法（どのような運動を行い，どこに抵抗を加えるか）と，確認する部位（どこを触察すればよいか）を考察する．

実　習

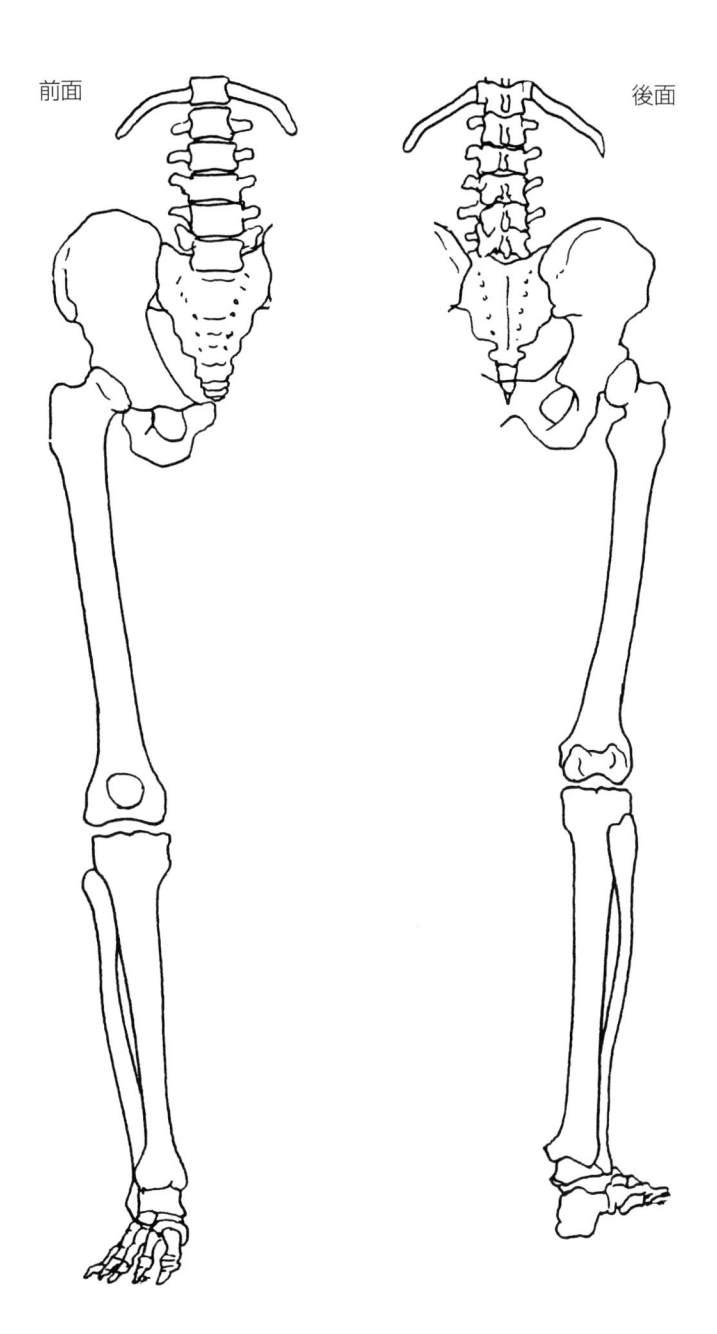

図 2-6　下肢帯と下肢の骨格図

実 習

2.2 大腿の2関節筋

●実習のねらい●
1) 大腿直筋とハムストリングス（大腿二頭筋，半膜様筋，半腱様筋の総称）は2関節筋で，股関節と膝関節の運動に関与する．
2) 運動における筋作用の効率は開始肢位に依存することを理解する．

[実習手順]
　角度計（大）を用意する．被験者は背臥位，腹臥位あるいは側臥位になる．
1) 大腿直筋は股関節屈曲と膝関節伸展に作用する．膝関節の屈曲位あるいは伸展位での股関節屈曲の関節可動域と，股関節の屈曲位あるいは伸展位での膝関節伸展の関節可動域を測定する（p. 22，4.4参照）．これらの結果から，股関節屈曲に有効に作用するための肢位，膝関節伸展に有効に作用するための肢位は，それぞれどのような肢位かを確かめる．
2) ハムストリングスは股関節伸展と膝関節屈曲に作用する．膝関節の屈曲位あるいは伸展位での股関節伸展の関節可動域と，股関節の屈曲位あるいは伸展位での膝関節屈曲の関節可動域を測定する（p.22，4.4参照）．これらの結果から，股関節伸展に有効に作用するための肢位，膝関節に有効に作用するための肢位は，それぞれどのような肢位かを確かめる．

●考 察●
1) 大腿直筋とハムストリングスは，股関節屈曲と伸展，膝関節屈曲と伸展に関して，それぞれ拮抗関係にある．両筋の共働の運動（concurrent movement）と逆の運動（countercurrent movement）とは，どのようなことかを考察する．
2) 大腿四頭筋の腱作用（tendon action）と靱帯作用（ligamentous action）とはどのようなことかを考察する．

2.3 筋の逆作用（reversed action）について

●実習のねらい●
1) 四肢の運動の多くは筋の起始部が固定され，遠位の停止部が動く．逆に停止部が固定されて，近位の起始部に運動が起こるときの筋の作用を逆作用という．
2) 筋の逆作用は，どのような条件で起こるかを理解する．

[実習手順]
1) 被験者は背臥位になる．
2) つぎの2つの運動における腸腰筋と大腿直筋の作用から筋の逆作用を理解する．
　　① 膝関節伸展位のまま股関節を60°屈曲する．
　　② 背臥位から下肢を動かさずに長座位になる．

●考 察●
　2つの筋について，起始と停止から逆作用を考察する．

実 習

実習3　体幹の筋

3.1　体幹の筋

● 実習のねらい ●
1) 体幹の筋の位置を視察と触察で確かめる．
2) 体表から触知できるものと，深部にあって触察できないものを区分する．
3) 筋の走行を描画して，起始と停止を確かめ，神経支配を確認する．

［実習手順］
1) 図2-7から体幹の骨格の輪郭を透写する．
2) 被験者は背臥位，腹臥位または立位で，腹部と背部を露出する．
　① つぎの各筋の起始，走行，停止を記入し，神経支配を付記する．
　腹直筋，内腹斜筋，外腹斜筋，腹横筋，腰方形筋，脊柱起立筋．
　② これらの筋を触察可能なものと，触察不可能なものに区分する．

● 考　察 ●
触察可能な筋について，その位置や走行を確認する方法（どのような運動を行い，どこに抵抗を加えるか）と，確認する部位（どこを触察すればよいか）を考察する．

3.2　腹筋の働き

● 実習のねらい ●
1) 腹直筋は運動によって上部線維と下部線維が別個に作用することを確かめる．
2) 体幹運動における各腹筋の機能について確かめる．

［実習手順］
1) 被験者は背臥位になり，腹部を露出する．
2) つぎの各運動において，腹直筋を触察して，収縮する部位と程度を確認する．
　① 頸を前屈する．
　② 胸郭を床面から離す．
　③ ゆっくりと体幹を起こして長座位となる．

● 考　察 ●
背臥位から長座位になるとき，両側の腹直筋および腹斜筋群の作用を動筋，拮抗筋，共同筋，固定筋という区分で考察する．

3.3　脊柱起立筋の働き

● 実習のねらい ●
脊柱起立筋の立位保持，姿勢保持の作用を理解する．

［実習手順］
1) 被験者は立位になり，背部を露出する．
2) 基本的立位肢位で，股関節と膝関節を伸展させたまま，ゆっくりと体幹を前屈，後屈あるいは側屈させたとき，脊柱起立筋を触察して各運動での筋の収縮を確認する．

● 考　察 ●
筋の活動と重心移動の関係を考察する．

実 習

前面

後面

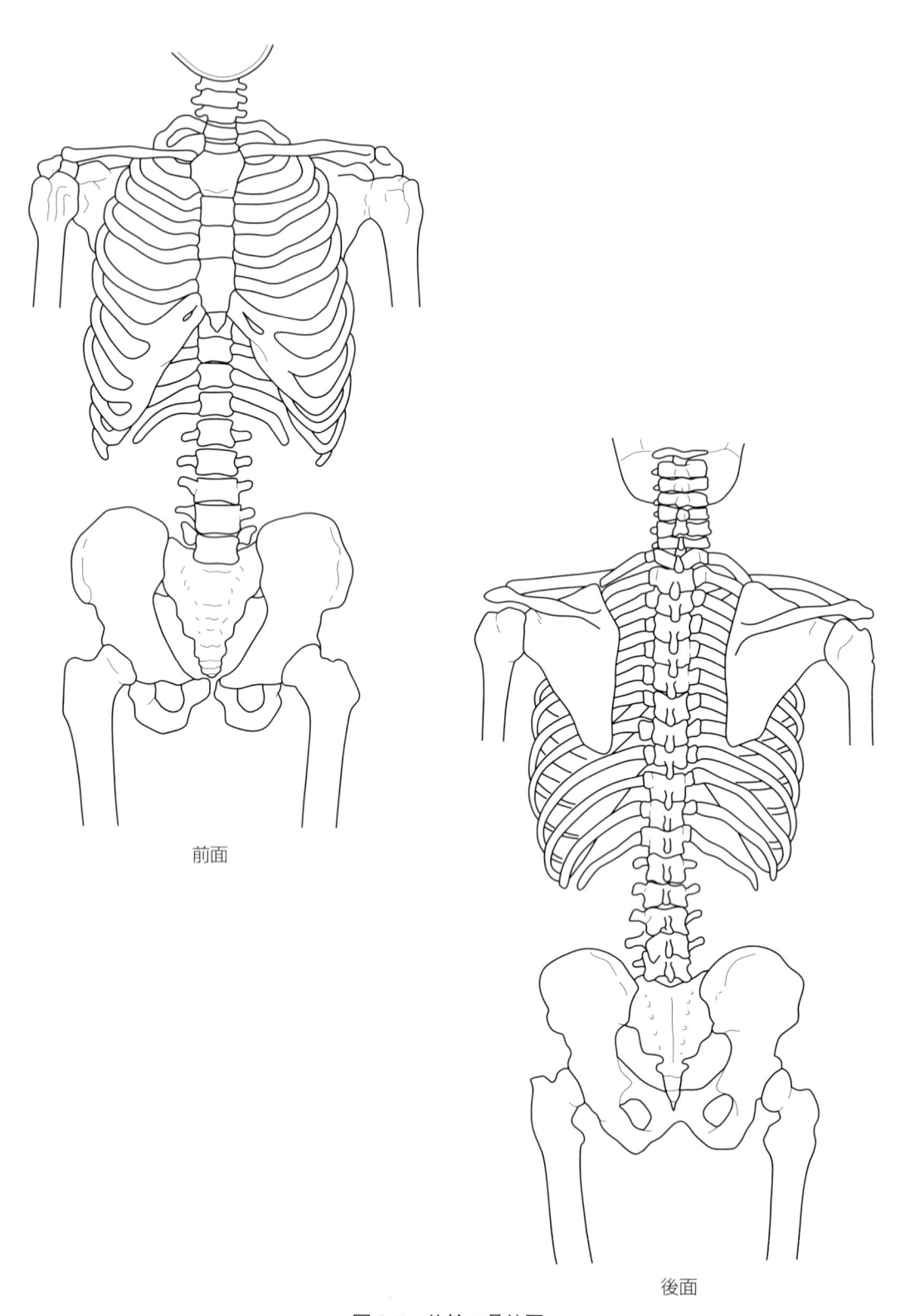

図 2-7　体幹の骨格図

3 生体力学の基礎

■ 本章の課題 ■

1. 身体運動の観測と記述

　物体の位置の時間的変化を運動という．すべての科学と同じように，運動学も身体運動の観察（観測）から始まる．身体上の固定点の位置変化を観測した結果（観測表）をもとにして，変位，速度，加速度を計算し，運動の運動学的特徴を読み取る．

2. 重力，筋力およびモーメント

　ニュートンの運動法則を用いて，身体運動をその「原因」としての力に結びつけて理解する．ここで力とは，身体全体あるいは各体節に働く重力と筋張力，およびそれらが関節の回りにつくるモーメントである．身体を剛体の連結系とみなし，剛体の質量，重心を知る．重心の並進運動と重心の回りの回転運動について理解する．

3. 身体の釣り合い

　身体を剛体の連結系とみなして，その釣り合いの条件を学ぶ．身体全体あるいは各体節の重心に働く重力の作用が，どのような関節モーメントを作るかを考える．ついで，重力によるモーメントに釣り合うべき筋張力のモーメントを推定し，姿勢保持に必要な筋活動に結びつけて理解する．

基本事項

1 運動の観測

(1) 運動学と運動力学

物体が時間の経過とともに位置を変えることを運動という．運動の変化の原因が力である．身体の位置変化（運動軌道）の特徴を記述，分析することを運動学（kinematics）といい，力学法則を用いて，これを力の原理から解明することを運動力学（kinetics）という．

(2) 時間と空間の単位

身体運動の分析では，時間は秒（second；sec, s），位置あるいは位置変化はメートル（meter；m）を単位に計測する．位置は直交座標系あるいは極座標系をもとに，その座標として表す．

(3) データサンプリング

身体の位置を一定の時間間隔ごとに測定することをデジタルサンプリングという．計測の時間間隔（sec）あるいはその逆数（Hz）をサンプリング頻度といい，これを適切に設定することが観測の基本条件である．観測結果から得られた時間と位置の一覧表を観測表と呼ぶ．

(4) 変位，速度，加速度

隣り合う任意の観測時刻を t_1 と t_2，そのときの位置を x_1, x_2 とするとき，以下の諸量を運動学的変数と呼ぶ．時間 t_1 から t_2 までの

変位　　　$d = x_2 - x_1 = \Delta x$（単位：m）
平均速度　$v = (x_2 - x_1)/(t_2 - t_1) = \Delta x/\Delta t$
　　　　　　　　　　　　　　　　（単位：m/sec）

時間 t_1 と t_2 間の平均速度を v_2，つぎの時間 t_3 と t_2 間の平均速度を v_3 として，t_2 から t_3 までの

平均加速度　$a = (v_3 - v_2)/(t_3 - t_2) = \Delta v/\Delta t$
　　　　　　　　　　　　　　　　（単位：m/sec^2）

位置として角度を計測したとき，その速度と加速度をそれぞれ角速度，角加速度という．

2 力

(1) ニュートンの運動法則

物体の質量を m（kg），重心の加速度を a（m/sec²），重心に働く力を F（N）とすると，ニュートンの運動第2法則は，

$$F = ma$$

で表される．地上の物体には，その重心に重力 $F = mg$ が働く（$g = 9.8\,m/sec^2$：重力加速度）．

(2) モーメント

力 F が剛体の1点に及ぼす回転作用をモーメント（あるいはトルク）といい，その大きさ（単位：Nm）を次式で定義する．

$$M = dF$$

ただし，d はその点から F の作用線に下した垂線の長さである．モーメントの回転作用の向きは反時計回りを正，時計回りを負とする．

(3) 剛体の運動法則

物体が剛体の場合，その重心の運動は $F = ma$ に従う．剛体の運動には，さらにその回転が加わる．重心の回りの回転運動は，物体の慣性能率を I（kgm²）として，

$$M = Ia$$

となる（M：モーメント，a＝回転の角加速度）．

(4) 剛体の平衡条件

剛体に働く複数の力の合力がゼロであり，力のモーメントの和もゼロであるとき，剛体には並進運動も回転も起こらず，平衡状態を維持する．ただし，モーメントの和の計算は，回転の向きにより正負の符号を区別して行う．

3 力学的エネルギー

(1) 運動エネルギー，位置エネルギー

速度 v で運動する質量 m の物体は，運動エネルギー $mv^2/2$ をもつ．高さ h にある質量 m の物体は位置エネルギー mgh をもつ．物体の落下運動において，運動エネルギーと位置エネルギーの和は高さにかかわらず一定である．これを力学的エネルギーの保存法則という．

(2) エネルギーの単位

エネルギーの単位はジュール（J）であり，これは1Nの力により物体を1m移動させる仕事量（Nm）と同じである．熱エネルギー1 cal［15℃］は4.186 J に相当する．

実 習

実習1 落下運動

●実習のねらい●
1) 本実習は図上演習である．物理実験における観測表をもとにして，これにデータ処理を行い，運動の変位，速度および加速度の定義，単位，ベクトルの向きを理解する．
2) 観測結果とそのデータ分析をもとにして，位置-時間グラフ，速度-時間グラフおよび加速度-時間グラフを描き，3つのグラフの相互関係を学ぶ．
3) ニュートンの運動法則をもとにして，物体の質量，加速度，重力および相互の関係を理解する．
4) 物体の質量と重量（重さ）の違いを理解する．

必要な機器
1 mm 方眼用紙（A4版）．

[実習手順]
1) 金属製の小球を鉛直上方に投げ上げ，その高さを 0.1 sec ごとに写真撮影して，**表 3-1** の観測表を得た．小球が手を離れた位置を原点として鉛直上方に x 軸を取り，球の中心の高さを x 座標で表した．
2) 観測表（**表 3-1**）をもとに，各観測時刻の間の変位，平均速度，平均加速度を計算して，観測表を拡張する．
3) 位置-時間，速度-時間，加速度-時間の各グラフを1枚の方眼紙に描く．グラフは時間軸の目盛をそろえ，上下に並べて各グラフの時間的対応関係がわかるようにする．グラフにはグラフ番号，タイトル，各軸には変数名と単位を記入する．
4) より短い時間間隔で観測した場合を想像して，3)のグラフを連続曲線で近似して重ね書きする．
5) 観測表とグラフから以下の量を求めて，**表 3-2** の該当する欄に記入する．
　①運動開始時の位置，速度（初速度）および加速度の値．
　②運動開始から小球が最高点に達するまでの間の，位置-時間グラフの接線の傾きの符号，速度の符号，加速度の値．
　③小球が最高点に達した時刻での，位置，速度および加速度の値．
　④小球が最高点に達してからもとに位置に戻るまでの，位置-時間グラフの接線の傾きの符号，速度の符号，加速度の値．
6) 3つのグラフから，位置 x，速度 v，および加速度 a を時間 t の関数で表す．位置の関数を用いて，小球が頂点に達する時間と頂点の高さを求める．
7) 小球の質量を 0.2 kg とする．ニュートンの運動第2法則から，運動中の小球に働く重力の大きさ（単位 N）を求める．加速度の向きと重力の向きを確認する．
8) 小球の重量を kg 重で表す．

●考 察●
1) 運動開始から再びもとの位置に戻るまで，小球の運動の過程を簡潔に記述する．
2) 1)の運動の過程を，原因としての力，結果としての運動軌道の変化という因果関係から説明する．
3) 3つのグラフの相互関係を，一方から他方が推測できるように，概念図としてまとめる．
4) 地上の物体にはすべて，いつでも，どこでも，重力が働く．質量 m（kg）の物体に働く重力の大きさ F（N）の一般式を書き，小球に働く重力ベクトルの作用点と向きを指摘する．
5) 物体の質量と重さ（重量）の違いについて述べる．
6) **表 3-1** で，小球の運動エネルギーおよび位置のエネルギーを計算して，エネルギー-時間グラフを描く．運動を通じて，力学的エネルギーが保存されることを示す．

実 習

表 3-1 小球の投げ上げ実験

時間(sec)	高さ(m)	変位(m)	平均速度(m/sec)	平均加速度(m/sec²)	運動エネルギー(J)	位置エネルギー(J)	力学的エネルギー(J)
0	0	×	×	×			
0.1	1.151			×			
0.2	2.204						
0.3	3.159						
0.4	4.016						
0.5	4.775						
0.6	5.436						
0.7	5.999						
0.8	6.464						
0.9	6.831						
1	7.100						
1.1	7.271						
1.2	7.344						
1.3	7.319						
1.4	7.196						
1.5	6.975						
1.6	6.656						
1.7	6.239						
1.8	5.724						
1.9	5.111						
2	4.400						
2.1	3.591						
2.2	2.684						
2.3	1.679						
2.4	0.576						
2.5	−0.625						

実 習

表 3-2 運動の特徴を抽出する

	開始時	上昇時	頂点	下降時	観測終了時
時　間（　　）		×	×		
位　置（　　）		*		*	
速　度（　　）		**		**	
加速度（　　）					

注 （　）に単位を記入する．
 * グラフの接線の勾配の符号
 ** 符号

実習2　肘関節の屈曲運動

●実習のねらい●

1) 簡単な1関節運動について，関節角度を測定した観測表をもとにして，データの平滑化，角速度および角加速度について理解する．
2) 観測表のデータを処理して，位置（角度）-時間グラフ，速度-時間グラフおよび加速度-時間グラフを描き，3つのグラフの相互関係を学ぶ．
3) 身体の1点の運動軌道と，この点を含む体節のスティック・ダイアグラムを理解する．
4) 剛体の回転に関するニュートンの運動方程式をもとにして，関節の回りのモーメントを理解する．これに関連して，筋張力の働きと収縮様態について学ぶ．
5) パーソナルコンピュータの表計算ソフトを用いて，データ処理とグラフ作成の手順を練習する．

必要な機器

パーソナルコンピュータと印刷機，表計算ソフト．

[実習手順]

A

1) 左肩関節外転90°，水平内転80°の構えから，肘関節を水平面内で屈曲した．電気角度計を用い，開始肢位を基準にして肘関節角度の変化を10 msecごとに測定して表3-3の観測表を得たとする．
2) 表3-3のデータをコンピュータの表計算ソフトに入力する．表3-3から適当な時間間隔でデータを選んだうえで，以下の計算をしてもよい．
3) 表計算ソフト上でデータ処理を行い，角速度と角加速度を計算する．
4) 角度データについて，5点移動平均法を用いて平滑化を行い，平滑化されたデータについて角速度と角加速度を計算する．
5) 4)の結果を用いて，角度-時間，角速度-時間，角加速度-時間の各グラフをコンピュータで描く．グラフ番号，タイトル，各軸には変数名と単位を記入する．
6) 平滑化された角速度-時間グラフから，運動の開始と終了時間，運動時間を読み取る．これを用い

実　習

表3-3　水平面内での肘関節屈曲運動

時間(msec)	角度(deg)	時間(msec)	角度(deg)	時間(msec)	角度(deg)
0	0.02	310	7.83	620	51.42
10	0.02	320	8.98	630	52.34
20	0.00	330	10.20	640	53.19
30	0.02	340	11.50	650	53.97
40	0.02	350	12.88	660	54.71
50	0.02	360	14.29	670	55.39
60	0.02	370	15.76	680	56.02
70	0.02	380	17.26	690	56.60
80	0.02	390	18.81	700	57.12
90	0.02	400	20.37	710	57.57
100	0.00	410	21.98	720	57.99
110	0.00	420	23.61	730	58.33
120	0.02	430	25.27	740	58.65
130	0.02	440	26.94	750	58.93
140	0.02	450	28.59	760	59.16
150	0.04	460	30.25	770	59.37
160	0.08	470	31.85	780	59.54
170	0.16	480	33.49	790	59.67
180	0.27	490	35.05	800	59.75
190	0.42	500	36.56	810	59.79
200	0.63	510	38.02	820	59.81
210	0.86	520	39.48	830	59.79
220	1.20	530	40.90	840	59.75
230	1.60	540	42.28	850	59.71
240	2.07	550	43.59	860	59.65
250	2.64	560	44.84	870	59.58
260	3.28	570	46.09	880	59.54
270	4.04	580	47.26	890	59.52
280	4.85	590	48.37	900	59.50
290	5.76	600	49.45	910	59.52
300	6.75	610	50.47		

実 習

て運動の開始肢位（角度），終了肢位（角度），運動範囲を求める．角速度のピークは運動開始から何sec後に起こるか．また，この時間は運動時間のおよそ何パーセントか．

7) 観測表とグラフから以下の量を求めて，**表3-4**の該当する欄に記入する．
   ① 運動開始時の角度，角速度および角加速度の値．
   ② 運動開始から角速度が最大値に達するまでの間の，角度-時間および角速度-時間グラフの接線の傾きの符号，角加速度の符号．
   ③ 角速度が頂点に達した時刻での，角度，角速度および角加速度の値．
   ④ 角速度が最高点に達してから運動終了までの，角度-時間および角速度-時間グラフの接線の傾きの符号，角速度の符号．

B

1) 肘関節を原点として水平面の左右方向をx軸，前後方向をy軸にとる．肘関節から手関節までの距離を0.4 mとして，観測から得られた角度をもとに，手関節のxy座標を計算する．
2) 運動開始から終了するまでの手関節の運動軌道をxy座標面に描く．
3) 運動開始から100 msecごとに，原点と手関節の位置を直線で結んで，2)のグラフにスティック・ダイアグラムを書きこむ．
4) 3)と同様100 msecごとにx座標，y座標から速度のx成分，y成分を計算する．また，線速度の大きさを計算する．
5) 適当に2時点を選び，2)の運動軌道上に速度ベクトルを書きこみ，2点で比較する．

● 考 察 ●

1) 運動開始から終了までの前腕の運動の過程を簡潔に記述する．
2) 運動の加速相と減速相を区別し，各相における角速度と角加速度の特徴をまとめる．
3) 剛体の運動に関するニュートンの運動法則をもとにして，角加速度-時間グラフから肘関節の回りのモーメント変化の概略をグラフに描く．
4) この運動に関する筋を上腕二頭筋および上腕三頭筋として，両者は運動の加速相と減速相のどちらで収縮するかを推測する．その場合，収縮様態は何か．
5) 運動の速度変化はスティック・ダイアグラムのどのような特徴に現れているか．
6) 手関節の運動方向と，その点での速度ベクトルの方向との関係を記述する．

表3-4 運動の特徴を抽出する

	開始時	前半	角速度の頂点	後半	終了時
時　間（　　）		×		×	
肘関節角（　　）		*		*	
角 速 度（　　）		*		*	
加 速 度（　　）		**		**	

注（　）に単位を記入する．
　* グラフの接線の勾配の符号
　** 符号

実習

実習3 関節運動における重力と筋張力

● 実習のねらい ●

1) 測定機器を用いずに，視察と触察および運動学の知識を用いて関節運動を分析する．
2) 関節運動の変化を基準にして，運動をいくつかの相に分ける．
3) 関節角度の変化などの運動学的な特徴を，運動の原因としての力と結びつけて理解する．
4) 身体運動に働く重力と筋力の関係を理解する．
5) 運動と筋収縮様態，その機能との関係を学ぶ．
6) 運動学の知識を用いて，運動を分析して仮説を立て，その後に実験によって仮説を実証するという手続きを理解する．

[実習手順]

1) 立位，肩関節基本肢位，肘90°屈曲位，前腕回外位から，矢状面内で肘関節を約120°まで屈曲してから，もとの肢位に戻る．運動はゆっくり行う．
2) 2人1組になり，互いに運動を観察し，触察で筋活動の有無を確かめる．以下，観察して得たところを表3-5に書き入れる．
3) 運動課題，開始肢位および運動条件を記入する．
4) 運動開始時，屈曲時および伸展時の前腕の位置を線画で描く．関節角度を定義して，これに書きこむ．
5) 肘関節角度-時間および角速度-時間グラフの概略を描き，運動を前後2つの相に分ける．
6) 運動の各相を静止，加速相，減速相とに分ける．
7) 線画のおのおのに，前腕の重心に働く重力と，肘関節の屈筋群および伸筋群の活動張力とを推定してベクトルで表す．
8) 屈曲と伸展の各相ごとに，肘関節の回りに働く重力のモーメントの向き（伸展方向）をマイナス記号で記入する．ついで，筋張力のモーメントの向きをプラスあるいはマイナス記号で記入し，あわせて筋収縮様態を記す．
9) 重力と筋張力による合モーメントの向きをプラスあるいはマイナス記号で示す．

● 考 察 ●

1) この運動の開始から終了までの過程を，重力および筋収縮の結果として記述する．
2) 運動の加速と減速の観点から，重力と筋張力の機能を示す．
3) 運動開始時に前腕が静止しているとき，力の釣り合い図を描き，肘関節の関節反力を筋張力と重力で表す．

実 習

表 3-5　肘関節の屈曲・伸展運動（矢状面）

運動課題				
開始肢位				
運動条件				
	静止	屈曲	伸展	静止
線画				
角度-時間グラフ				屈曲 ↕ 伸展
速度-時間グラフ				
相				
重力モーメント				
筋モーメント 　上腕二頭筋 　収縮様態				
合モーメント				

実 習

実習4　身体の平衡

● 実習のねらい ●
1) 骨格系の釣り合いを，剛体の連結モデルにより理解する．
2) 身体各体節の重心位置および体重心について学ぶ．
3) 関節の安定性を，これに働く重力と筋張力のモーメントの釣り合いから考える．
4) 姿勢の安定性を，重心の投影線，圧中心，支持基底および関節モーメントから考える．

[実習手順]
1) 基本的立位肢位から出発し，足関節の背屈によって前傾姿勢に移行して，そのまま停止する．踵は床から離れないものとする．
2) 2人1組になり，相手の姿勢を観察して，筋活動の有無を触察で確かめる．
3) 頭と腕と体幹（HAT），下肢をそれぞれひとつの剛体とみなして，基本的立位肢位および前傾した姿勢を側面から表3-6に線画で描く．
4) 基本立位の線画に，体重心位置，重心投影線を書きこみ，また支持基底を示す．この姿勢の安定のために働く抗重力筋の名前をひとつあげる．
5) 前傾姿勢の線画にHATの重心位置と重力ベクトルを書き入れる（HATの重心は股関節から測って体幹長の約37％の位置にある）．この重力による股関節の回りのモーメントの向きをマイナスとして，股関節の安定のためには，どのような向きの筋モーメントが働くべきかを推測して，プラスあるいはマイナスの記号で記入する．
6) 股関節に働くべき筋の名前をひとつだけあげる．
7) 前傾姿勢の線画の体重心に重力ベクトルを書き入れる．重力による足関節の回りのモーメントの向きをマイナスとして，足関節の安定のために働く筋モーメントの向きを記号で記入する．
8) 足関節に働くべき筋の名前をひとつだけあげる．
9) 以上の事項を後傾姿勢の保持についても行う．

● 考　察 ●
1) 関節の安定性について，まず重力による不安定化，ついでこれに拮抗して関節を保持する筋張力の釣り合いの観点から考察する．
2) 重力による不安定化に拮抗する筋活動という観点から，姿勢安定に関与する筋の候補を推定することができることを述べる．

実 習

表 3-6 姿勢変化と筋モーメント

姿勢	基本的立位肢位	前傾	後傾
線画			
股関節 　筋モーメント 　筋名	✕		
足関節 　筋モーメント 　筋名	✕		

4 筋　力

■ 本章の課題 ■

1. 筋の収縮様態と最大筋力との関係を理解する．
2. 等尺性最大筋力に対する姿勢（構え）の影響について確かめる．
3. 筋持久力の測定にかかわる操作的定義を理解する．
4. 臨床における筋力測定にさいして満たすべき条件を理解する．
5. 筋疲労について，理解を深める．

基本事項

1. てこの原理を確認する．生体で筋力として測定されているのは，関節モーメントである．

2. 通常は，等尺性収縮の条件において発揮される最大随意収縮時の関節モーメントを最大筋力と呼んでいる．

3. 関節運動にかかわる筋群の起始および停止を確認し，関節をてこの支点と想定して，①支点あるいは軸，②力点，③作用点あるいは荷重点，④力の腕（支点から力点までの距離），⑤荷重の腕（支点から荷重点までの距離）を知る．

4. てこの種類および力学的有利性を確認する．
   (1) 第1，第2および第3のてこ（図4-1）．
   (2) 骨関節と筋との関係を，てこの原理の応用として理解する．

5. 力が骨（てこの腕）に作用する角度，荷重が骨（てこの腕）に作用する角度を測定して，ベクトルの分解を習得する．

6. 筋の収縮様態の分類を理解しておく．
   (1) 等尺性収縮：筋が収縮して張力を発生して

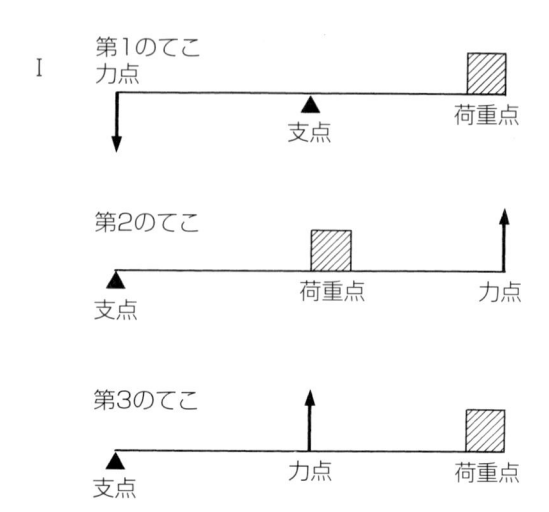

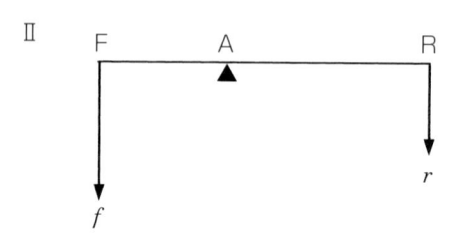

図4-1 てこの種類（I）とてこの平衡状態（II）
$AF \cdot f = AR \cdot r$ が成り立てば，このてこは平衡状態にある．

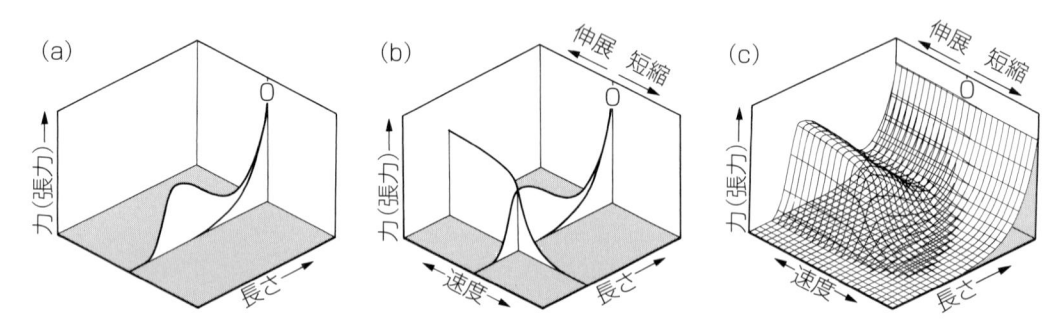

図4-2 筋収縮での筋の長さ（length），張力（tension），速度（velocity）の相互依存
(a) 長さ-張力曲線（length-tension curve）．筋の種々の静止長で発生する張力．上の曲線は随意的収縮時の張力曲線，下の曲線は他動的伸展時の張力曲線を示す．
(b) 長さ-張力曲線に直交する張力-速度曲線（tension-velocity curve）を示す．両曲線の交点（筋の長さは変化せず，速度0の場合）から発生しうる力が求められる．
(c) 種々の条件で (a)，(b) を描くと2つの曲面，随意的収縮（上面）と他動的伸展（下面）の曲面が得られる．

(Brooks 1986)

基本事項

も筋の全長は変化しない．静止性収縮ともいう．
- (2) 等張性収縮：筋張力が変化しないで収縮する状態であり，筋は短縮あるいは伸展のいずれの状態でも起こる．
- (3) 求心性収縮：筋収縮によって筋長は短くなる．
- (4) 遠心性収縮：筋が収縮しても筋長は長くなる．

7 筋張力と筋長および筋収縮様態（求心性あるいは遠心性）との関係を理解しておく（図4-2）．

8 臨床における筋力測定法の満たすべき条件には，以下の事項がある（Cook et al. 1987；Bohannon 1986）．
- (1) 簡単であること
- (2) 使用器具は高価でないこと
- (3) 検査にあまり時間を要しないこと
- (4) 再現性がよいこと
- (5) 亜正常を正常から区別するのに十分な感度があること
- (6) 筋力の増減を明確に記録できること

9 筋持久力には，
①一定の負荷に対して，どれだけの時間にわたって耐えられるか（筋力の低下が生じないか）を調べる静的筋持久力
②一定のテンポで反復運動を行うとき，どれだけの時間にわたって耐えられるかを調べる動的筋持久力がある．
エルゴグラフ（ergograph）やエルゴメータ（ergometer；dynamometer）で測定することが多い．

10 筋の疲労指数を理解する（Nicklin et al. 1987）．

実　習

実習1　握力計の較正

●実習のねらい●

いろいろな測定機器を利用するときに，その機器が表示する数値が正確であるかどうか，検討する習慣を身につける．
（本実習は省略してもよい）

[必要な用具]

スメドレー式握力計，各種の重り（5〜30 kg），丈夫なひも．

[実習手順]

1) 握力計の上下を逆にして保持し，握りの部分に丈夫なひもで重りをつるす．少なくとも3種の異なる重りを用いて，つり上げたときの握力計の目盛りを読んで記録する．
2) 重りを負荷する順序を，①軽から重へ，②重から軽へ，③ランダムに，の3通りで行う．
3) 横軸に重りの重量（kg），縦軸に握力計の目盛り（kg）をとり，グラフに描く．

●考　察●

1) 負荷した重りと握力計の表示とは一致しているか．
2) 両者が一致しない場合，差分は検査の順序と関係しているか．
3) 誤差を補正する1次式を求め，別の重りを負荷したときの予測値と実測値を比較する．
4) 患者あるいは運動障害者の握力を経時的に反復して測定する場合，同じ用具によって行うことが望ましいとされている理由を考察する．

実習2　握力の標準テストと迅速テスト

●実習のねらい●

1) 握力検査の姿勢（構え）の根拠を理解する．
2) どのようにしてテストの手順が設定されたのかを学ぶ．
3) 標準テスト（standard test）と迅速テスト（quick test）との異同を検討する（Patterson et al. 1988）．

[実習手順]

1) 6〜10名を1グループとする．利き手の握力を測定する．
2) 被験者は利き手の示指の中手指節関節0°，近位指節間関節を90°屈曲位にしたとき，中節骨と握力計の握りとが密着するように，握力計の握り幅を調節する（図4-3）．
3) 被験者は両足を開いて安定した立位姿勢（図4-4）になり，握力計を示針が外側を向くように握り，身体に触れないように肩関節をわずかに外転位とする．肘関節を伸展位，前腕を（回内・回外の）中間位とする．
4) 検者は被験者に向かって，「はじめ」の合図で握力計を力一杯握り，3〜5 sec後の「やめ」の合

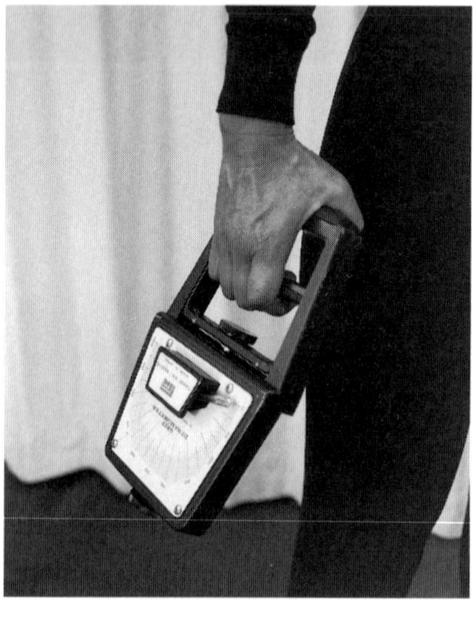

図4-3　握力計の握り方

実 習

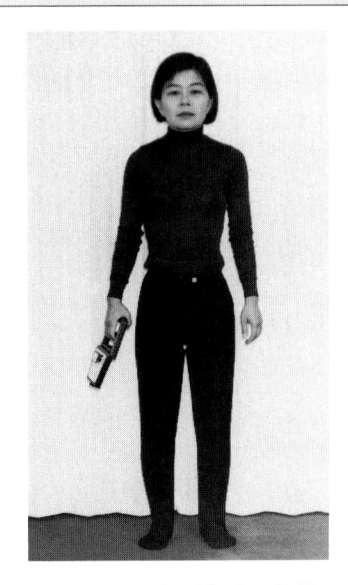

図4-4 握力測定時の肢位

図まで，続けて強い力を発揮するように指示する．
5) 検者は被験者の姿勢や握り形が適正であることを確認したら，「はじめ」の合図をする．

6) 測定は以下の2通りで行い，結果を被験者ごとに**表4-1**に記録する．
   (1) 標準テスト：およそ1 minの間隔をおいて，3回試行する．
   (2) 迅速テスト：およそ5 secの間隔をおいて，2回試行する．
7) グループを2群に分け，それぞれが(1)→(2)，(2)→(1)の順序に行う．

● 考 察 ●
1) 2通りのテスト法において，最大筋力が得られる試行はそれぞれ何回目か．
2) 標準テストと迅速テストとで，それぞれの最大値はどちらが大きいか．複数の被験者（できれば10名以上）のデータを用いて，有意差の有無を検定する．
3) 迅速テストを標準テストに代えて利用できるかどうかを検討する．
4) 利用できるとすれば，その理由および注意事項を考察する．

表4-1 握力の標準テストと迅速テスト

標準テスト	迅速テスト
1回	1回
2回	2回
3回	
最大値	

実習

実習 3　肢位と最大筋力

● 実習のねらい ●
1) 手関節肢位の変化による握力の違いを調べる．
2) 肢位の変化によって主動筋の筋長が変わることを理解する．
3) 良肢位や機能的肢位の意義を理解する．

［実習手順］
1) 6名程度を1グループとする．
2) 被験者は肘掛けのない椅子で座位姿勢となる．検者は握力計を握っている被験者の手関節部を①最大背屈位，②中間位あるいは③最大掌屈位にしっかりと固定するようにして保持する．
3) 実習1の迅速テストと同じ順序で，3肢位（①，②，③）における握力を測定し，結果を表4-2に記録する．3肢位の測定の順序は被験者ごとに変えて行う．
4) 複数被験者（10名以上）のデータから，各肢位における握力の平均値を棒グラフに描く．

● 考　察 ●
1) どの肢位における握力がもっとも大きいか．その理由を考察する．
2) 他動的に最大背屈位あるいは最大掌屈位において，背屈あるいは掌屈をさらに大きくするように押さえてしまうと，握力は急に低下する．その理由を考察する．

表 4-2　異なる肢位による握力測定

肢位	握力（kg）	
	1回	2回
最大背屈位		
中間位		
最大掌屈位		

実習 4　肘関節角度と肘関節屈曲最大筋力との関係

● 実習のねらい ●
1) 肘関節角度と肘関節屈筋群による関節モーメントとの関係を理解する．
2) 肘関節角度が変わることで上腕二頭筋の筋長も変わることを理解する．

必要な用具
ひずみ計（握力計で代替できる），がっちりとした肘掛けのある椅子，丈夫なひも，滑車，カフ．

［実習手順］
1) 5名程度を1グループとする．
2) 被験者はしっかりとした肘掛けのある椅子に座

実 習

り，利き手を肩関節45°屈曲位，肘関節90°屈曲位として肘掛けに肘部で固定する（図4-5）．

3) 手関節部にマジックインキでマークをつけ，これに合わせてカフをまく．肘関節からカフのひもまでの距離を測定する．

4) カフにつけたひもを滑車を介してひずみ計につなぐ．カフにつけたひもと前腕との角度が90°になるように滑車の位置を調節する（ひずみ計あるいは握力計をしっかりと保持して，滑車を用いなくてもできる）．

5) 肘関節角度を60°，90°あるいは120°屈曲位，前腕回外位として，迅速テストによって最大筋力（肘関節屈曲のモーメント）を2回ずつ測定する（表4-3）．

6) 肘関節角度と関節モーメントとの関係を図示する．

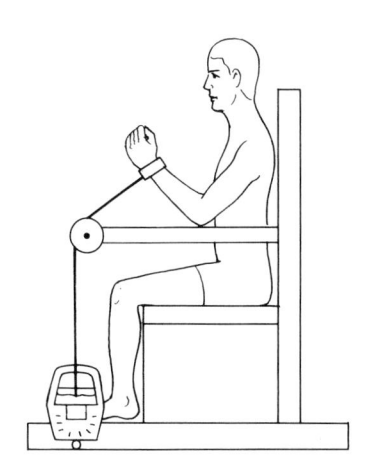

図4-5　肘関節屈曲力の測定
肩関節45°屈曲位，肘関節90°屈曲位で，プーリーを利用する．

● 考　察 ●
1) 関節モーメントが関節角度に依存する理由を考察する．

表4-3　肘関節屈曲力の測定

肘関節角度	ひずみ計（握力計）の数値（kg）		関節モーメント（kg・m）	
	1回	2回	1回	2回
60°				
90°				
120°				

実習5　動的筋持久力と疲労指数

● 実習のねらい ●
1) 動的筋持久力の概念を理解する．
2) 疲労指数（fatigue index：FI）について学ぶ．

3) 疲労指数を求める検査では，50〜55 sec のうちに，握力をおよそ 3 sec の試行，2 sec の休息で反復して行い，合計 10 試行のデータから疲労指数を得る．

実 習

[実習手順]
1) 6名程度を1グループとする．被験者，検者，記録者が一組になる．
2) 被験者は握力測定時と同じような立位姿勢となり，握力計を持つ．
3) 検者は被験者に「測定は50〜55 secで終了すること，1回の握力検査はおよそ3 sec，休息は2 secであり，いずれの握力検査もできるだけ強い力で行って，10回繰り返すこと．各試行は[はじめ〜やめ]の合図にしたがって行うこと」を指示する．
4) 検者は被験者の姿勢や握り形が適正であることを確認したら，「はじめ」の合図をする．2〜3 sec後に「やめ」と合図して，握力計の読みを声を出して記録者に伝え，同時に示針を元に戻す．記録者は各試行の数値を記録する（表4-4）．
5) 次式によって疲労指数（FI）を求める．

$$FI = (F1,2 - F9,10) \times 100 / F1,2 \quad (\%)$$

ただし，$F1,2 = F1 + F2$；$F9,10 = F9 + F10$ である．

若年健常者（男女各20名）では，男性 FI＝25.2±9.1％，女性 FI＝24.2±10.7％ である．

表4-4

	1回	2回	3回	4回	5回	6回	7回	8回	9回	10回
握力（kg）										

実習6　静的筋持久力の計測

● 実習のねらい ●
1) 臨床場面で簡単に利用できる静的筋持久力の測定法を学ぶ．

[必要な用具]
ストップウォッチ．

[実習手順]
1) 6名を1グループとする．
2) 被験者は背臥位になり，両膝関節を伸展位としたまま，両股関節を約10°，30°，あるいは60°屈曲位にした姿勢となる．保持できる時間を計測する．
3) 被験者は各試行間に5 min程度休息する．
4) 股関節の角度に関して，試行の順序は6通りである．被験者ごとに試行の順序を変えておく．
5) 各股関節角度ごとに6名の姿勢保持時間の平均と標準偏差を求め，横軸を股関節角度，縦軸を保持時間としてグラフに示す．
6) 複数被験者（18名以上）のデータから，姿勢保持時間を従属変数，肢位と試行順序を独立変数として，分散分析を行う．

● 考 察 ●
1) 分散分析の結果について考察する．
2) 静的筋持久力が肢位に依存する理由を考察する．

5 筋電図動作学

■ 本章の課題 ■

1. いろいろな身体運動時の筋活動（多くは複数筋群）を記録し，それらの空間時間的分布と運動との関連を検討する領域を筋電図動作学（electromyographic kinesiology）あるいは動的筋電図（dynamic electromyography）という．
2. 表面筋電図（surface electromyography）の操作法を習得する．
3. 筋電活動と筋収縮との関係を理解する．
4. 複数筋群の活動の空間時間的分布の意義について理解する．
5. 共同筋活動は協調運動に不可欠である．どのような筋活動の空間時間的パターンが運動や動作の合目的性，円滑性を支えているのかを理解する．
6. 姿勢調整のための予期的筋活動を理解する．

基本事項

1 筋電計の基本構成

(1) 筋電計は電極，増幅器，モニター，記録器で構成されている（図5-1）．

(2) 電極は電気信号を拾い上げ，別のシステムに伝達する部分である．ここでは信号の変換は行われない．

(3) 増幅器はモニターや記録器が作動するのに十分な電力を供給するため，入力信号を大きくする回路（電圧増幅，電流増幅）である．

(4) 利得（gain）とは，入力信号に対する出力信号の大きさの比率である．

(5) 雑音（noise, artifact）とは，予期しない信号であり，測定回路内で生じる内部雑音および回路外で生じる外部雑音である．測定に当たっては，できる限り雑音を減らさなければならない．

2 表面電極による筋電活動の記録

(1) 表面筋電図の波形は多くの異なる運動単位の活動電位を同時に拾い上げたもので，それら運動単位の活動の総和である（図5-2）．

(2) 健常者で得られる記録では，振幅は数mV，周波数帯域は10 Hz〜2 KHzである．

(3) 電極抵抗，電極の位置，電極間距離などの違いによって，ひとつの筋から同時に記録された波形の振幅や周波数は異なっている（図5-3）．

(4) 一定の負荷量に対する筋の等尺性収縮では，

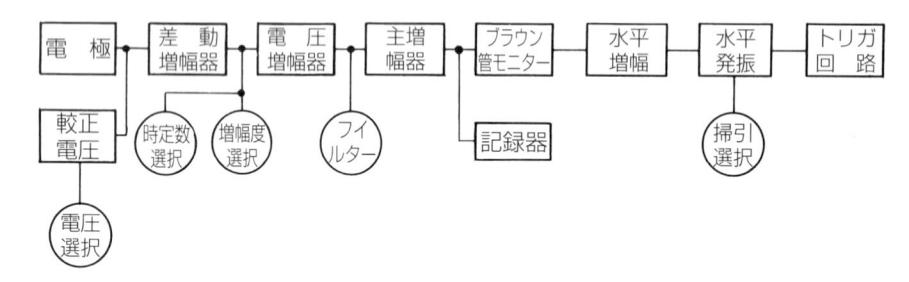

図5-1 筋電計の構成図
○印は検者が選択

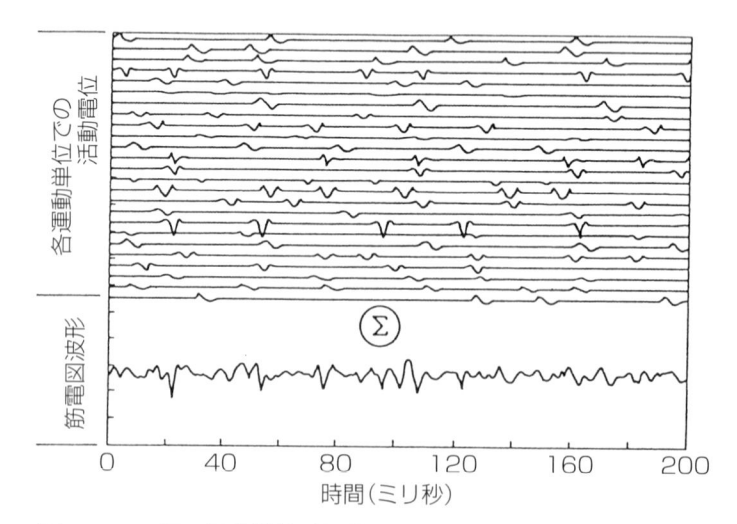

図5-2 25個の運動単位が加算された結果得られた筋電図波形
(Basmajian et al. 1985)

基本事項

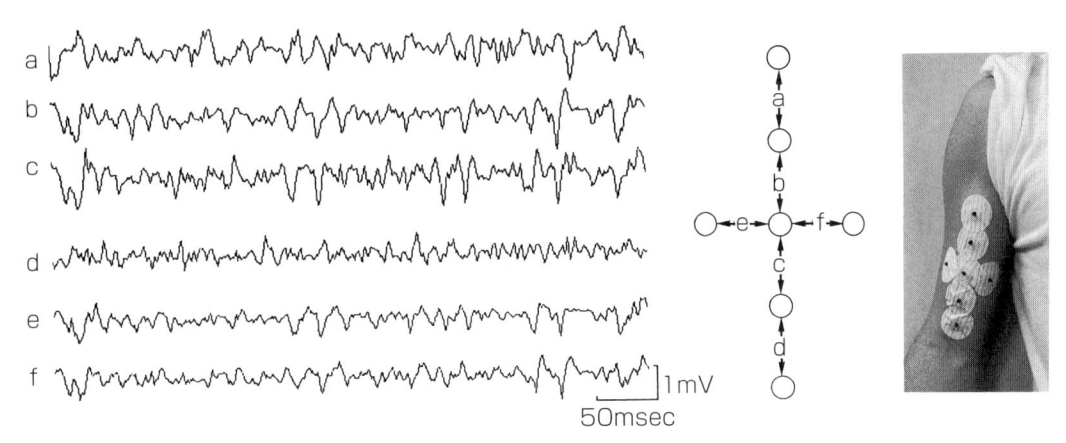

図 5-3(1) 電極位置による筋電図波形の相違
各電極間距離は 3 cm．

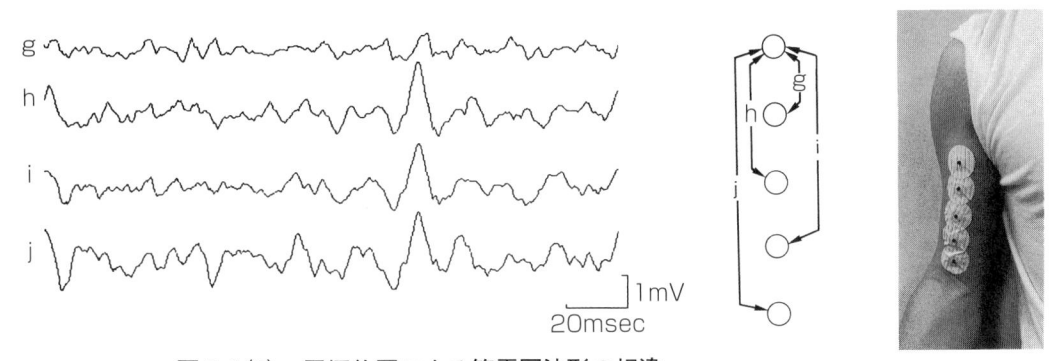

図 5-3(2) 電極位置による筋電図波形の相違
各電極間距離は g：3 cm，h：6 cm，i：9 cm，j：12 cm．

筋電活動は定常状態を維持する（振幅の恒常性）．ただし，筋疲労につれて波形には変化が生じる．

(5) しばしば記録される雑音を図 5-4 に掲げる．

図 5-4 筋電図にみられるいろいろな雑音
　a はリード線の揺れによる基線の動揺．b は a の上に筋活動がみられる．c は 50 Hz の交流（ハム）が混入したもの．d は c の上に筋活動がみられる．e は心電図が脊柱起立筋の筋電図に混入した波形．

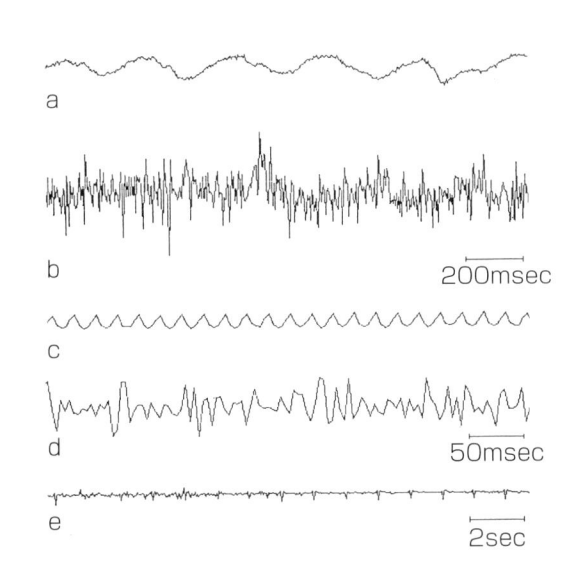

実　習

実習1　筋電計の操作

● 実習のねらい ●
表面筋電図の記録法を習得する．

必要な機器と用具
筋電計，ペン書きオシロスコープ，表面電極．

[実習手順]
1) 筋電計，記録器などのセット
2) 記録のための準備
   (1) 測定しようとする筋の筋腹中央付近で，筋線維の走行に沿って，電極間の距離を3〜5cmとして，2個の表面電極（関電極）を付着する位置を定める．筋腹から離れた部位に1個の表面電極（不関電極）を置く位置を定める．
   (2) 電極を付着する部位の皮膚表面の手入れ：角質を目の細かな紙やすり（あるいは注射針の先端）で軽くこすって除去し，皮膚脂質をアルコール綿でふき取る．
   (3) 表面電極を付着する．電極間抵抗をテスターで測定する．抵抗値が3,000オーム以上であれば，電極を付着した皮膚の手入れを繰り返し，電極をつけ直す．

付：電極の付着部位の手入れを行っていないときの電極間抵抗と比較せよ．
注：テスターの使用は，生体に流れる電流を最小にするため，最大抵抗を測定する範囲に設定すること．
   (4) 増幅器の時定数を0.01sec以下にする．あるいは5Hz〜1KHzのフィルターをかける．
   (5) 較正電圧（calibration voltage）を200μV〜1mVとしたとき，モニターや記録器の表示がおよそ1cmとなるように利得（感度）を調整する．
   (6) 較正電圧には200μV，500μV，あるいは1mVを用いる．
   (7) はじめに1cm/1mVに合わせて，等尺性最大収縮を行い，モニターや記録器上の波形（振幅）が飽和する，あるいは不足していれば，さらに調整する．
   (8) モニターや記録器の掃引速度は1〜5cm/secにする．複数筋の活動の空間時間的分布を検討するときには掃引速度を遅くし，単一筋あるいはバリスティック運動時の筋活動様態を記録するときは速くする．
   (9) 運動中にリード線が電極を引っ張ることがないように，まだリード線の揺れによる記録上

図5-5(1)　周波数帯域（Hz）を変化させたときの筋電図記録
(Close 1964)

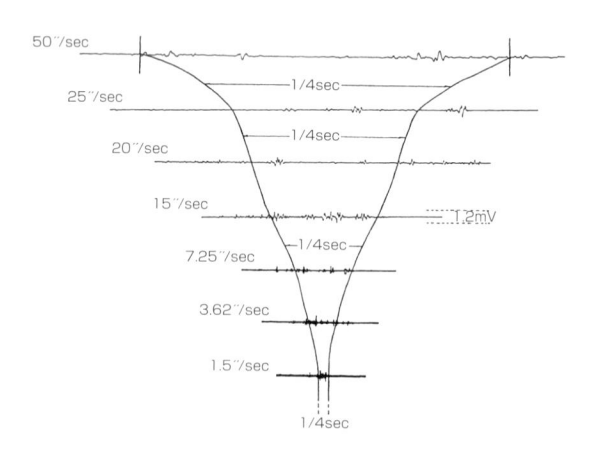

図5-5(2)　オシロスコープ・カメラの掃引速度を変えたときの筋電図記録
(Close 1964)

実 習

の基線の動揺を少なくするように，リード線を束ねて電極から数cm離して皮膚に絆創膏で固定するとよい．
3) 雑音（とくにハム：hum）のチェック
 (1) 上腕二頭筋の筋電図が記録できる状態にして，筋を弛緩させ，筋電活動以外の信号の有無を調べる（図5-4参照）．以下の操作を試みる．
  ① 外部環境（交流，静電気）による雑音（ハム）の混入はないか．
  ② リード線を束ねて振ってみる．リード線の揺れによって基線に動揺が生じるか．
 (2) 被験者や機器の近傍に高圧電流が流れていないか．
 (3) 電極抵抗は高い状態ではないか．
 (4) 被験者や機器の接地（アース）は完全か．
 (5) 心電図の混入はないか．
 (6) 不関電極の位置が不適切ではないか．
4) 筋活動の記録
　検者は被験者の肘関節を90°屈曲位に保持，被験者は肘関節を屈曲して，上腕二頭筋を軽度〜中等度の等尺性収縮の状態とする．このような条件下で電極の位置，電極間距離，時定数，掃引速度の違いによる筋電波形の相違を検討する（図5-3，5参照）．

実習2　筋力と筋電活動振幅との関係

●実習のねらい●
　表面筋電図による筋活動量の変化と発生する筋力（関節モーメント）との関係を理解する．

必要な用具
　筋電計と記録器，重り（1 kg，2 kg，3 kg，4 kg，5 kg），物差し．

[実習手順]
1) 5名程度を1グループとする．
2) 被験者は肘掛けのない椅子で座位姿勢をとる．検者は上腕二頭筋の表面筋電図を導出する．被験者は利き手の肘関節90°屈曲位，前腕回外位として手掌を上方に向けた肢位になる．検者は以下の負荷条件における上腕二頭筋の筋電活動を少なくとも5 secにわたって記録する．
   ① 検者が被験者の前腕を他動的に保持する（他動的）．
   ② 被験者は自分でこの肢位を保持する（自動的）．
   ③ 1 kg〜5 kgの重りを手掌に載せて，この肢位を保持する．
   ④ この状態で等尺性最大収縮（MVC）を行う．
3) 検者は各条件における筋電図記録上で波形が定常状態となっている部分の振幅を物差しで計測して**表5-1**に記録する．
4) 較正信号の振幅との比率から，筋電活動の振幅をmVに変換する．
5) 各条件での活動振幅をMVC時の振幅の比で表わす．
6) 横軸に負荷条件（kg），縦軸に筋電活動の振幅をとって，グラフに描く．

●考　察●
1) 負荷量の変化と筋電活動との関係を考察する．
2) 負荷量と関節モーメントとの関係を考察する．

実　習

表 5-1　表面筋電図による筋活動量の記録

条件	他動的	自動的	1 kg	2 kg	3 kg	4 kg	5 kg	MVC
振幅 (mm)								
振幅 (mV)								
MVC (%)								

実習3　バリスティック運動とランプ運動

●実習のねらい●
1) 急速な運動（バリスティック運動：ballistic movement）と緩徐な運動（ランプ運動：ramp movement）にかかわる動筋および拮抗筋の活動パターンを理解する．
2) 複数筋群の活動と実際の運動との関連を理解する．

必要な用具
筋電計．

[実習手順]
1) 5名程度を1グループとする．被験者1名，検者2名とする．
2) 被験者は肘掛けのない椅子で座位姿勢となる．表面筋電図は右上肢の上腕二頭筋および上腕三頭筋から導出する．検者1は被験者の右上肢を肩関節90°外転位，肘関節90°屈曲位，前腕回外位となるように上腕と肘部を持って，しっかりと支える．被験者は検者2の指示（すばやく，あるいはゆっくり）および合図にしたがって，肘関節をおよそ45°屈曲する（図5-6参照）．
3) 検者2はあらかじめ「すばやく」あるいは「ゆっくり」と告げて遂行すべき運動を定め，筋電図の記録を開始し，持続性の筋活動がないことを確認してから「はじめ」の合図を送る．
4) 2種類の運動を，それぞれ1 cm/secの掃引速度でペン書きオシロスコープを用いて3～5回記録する．さらにバリスティック運動では5 cm/secの掃引速度で3回記録する．
5) 動筋（上腕二頭筋）と拮抗筋（上腕三頭筋）の空間時間的変化を記述する．それぞれの筋活動の開始と終了のタイミング，振幅の変化を読み取り，記録する．

●考　察●
1) バリスティック運動とランプ運動における筋活動の空間時間的パターンには，どのような相違があるか．
2) バリスティック運動では，筋活動の順序が［動筋－拮抗筋－動筋］の3相性になる．ランプ運動では，主に動筋だけに活動がある．実際の記録はこの記述に一致しているか．
3) バリスティック運動における動筋および拮抗筋の活動と運動の開始および停止との関係を考察する．各筋活動が運動にどのような役割を果たしているのかを考察する．

実 習

ⓐ 急速な肘関節屈曲

250μV
400msec

ⓑ ゆっくりした肘関節屈曲

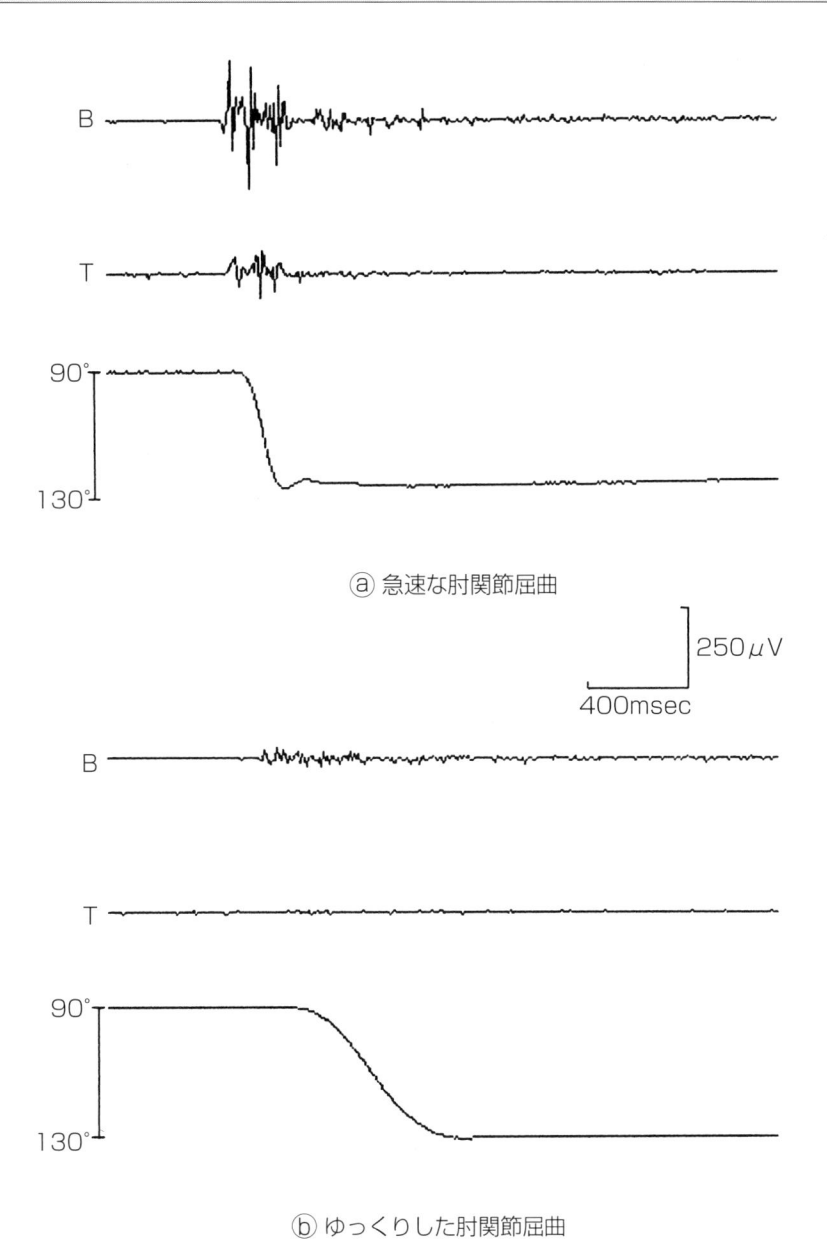

図5-6 肘関節屈曲をⓐ急速に行うときとⓑゆっくりと行うときの上腕二頭筋（B）と上腕三頭筋（T）の表面筋電図と肘関節角度変化

実習

実習4　肢位と共同筋の組み合わせ

● 実習のねらい ●
1) 拮抗筋や共同筋の定義を筋電図動作学の記録を通して，理解する．
2) 前腕肢位の変化によって，手関節運動時の前腕と上腕の共同筋の組み合わせが変わることを確認する．

必要な用具

4チャンネル筋電計および記録器（筋の活動が同時に記録できる装置）．

[実習手順]
1) 5名程度を1グループとする．被験者1名，検者2名を必要とする．
2) 被験者はランニングシャツあるいはTシャツを着て，椅子座位になる．
3) 表面筋電図は右上肢の上腕二頭筋，上腕三頭筋，手指伸筋群および手指屈筋群から導出する．検者1は被験者の右上肢を肩関節基本肢位，肘関節90°屈曲位に保持する．前腕回外位あるいは回内位として，手指を押さえて抵抗を加え，被験者に検者2の合図にしたがって手関節の掌屈あるいは背屈を中等度の力で2～3 sec続けるように指示する（図5-7，8参照）．
4) 検者2は筋電図記録（掃引速度：1 cm/sec）を開始し，筋活動がないことを確認してから，開始の合図を送る．
5) 各課題（2肢位での2種類の運動）とも3回繰り返して記録する．
6) 主たる筋活動が記録された部位を表5-2に記入する．

● 考　察 ●
1) 上肢の共同運動パターンとの関連を考察する．
2) 日常の生活場面における諸動作を想定して，肢位と共同筋活動パターンとの関連を考察する．たとえば，器械体操（鉄棒）の懸垂を行うときの前腕の肢位と発生する力（肘関節屈曲と力強い握り）との関連を取り上げるとよい．

表5-2

	回外位		回内位	
	掌屈	背屈	掌屈	背屈
上腕二頭筋				
上腕三頭筋				
手指屈筋群				
手指伸筋群				

実 習

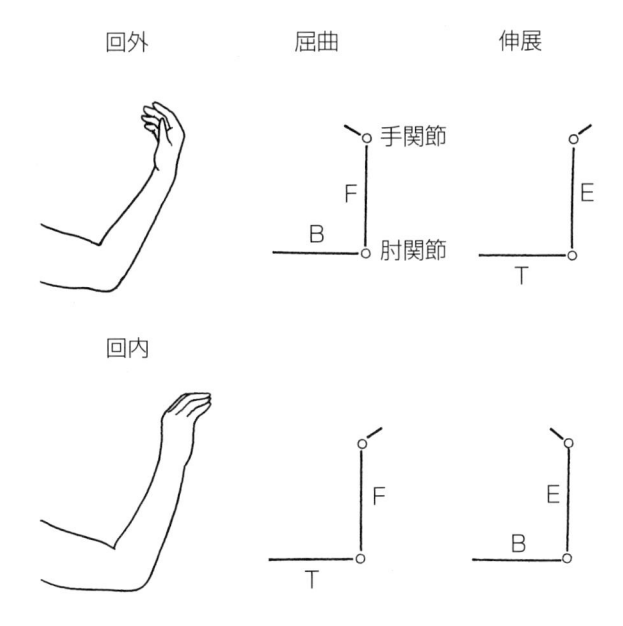

回外 屈曲 伸展

回内

図5-7 肢位変化による共同筋の組み合わせの相違
B：上腕二頭筋，T：上腕三頭筋，F：手関節屈筋群，
E：手関節伸筋群

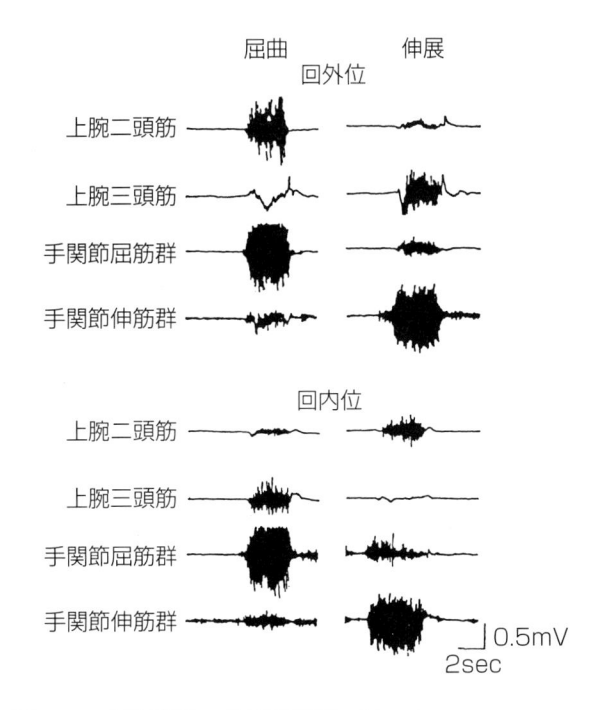

図5-8 上肢筋群の共同筋活動パターン
回外位では手関節屈筋群-上腕二頭筋，手関節伸筋群-上腕三頭筋，前腕回内位では手関節屈筋群-上腕三頭筋，手関節伸筋群-上腕二頭筋となる

実 習

実習5　肘関節屈曲と前腕回外

● 実習のねらい ●
1) 上腕二頭筋と上腕三頭筋は，解剖学的には肘関節の屈伸に関して，拮抗筋として位置づけられている．
2) 肩関節の屈伸でも，両筋は拮抗筋である．
3) 上腕二頭筋は前腕の回外運動にかかわる動筋である．この運動のとき，上腕三頭筋は上腕二頭筋の肘関節屈曲の作用を中和する共同筋として活動する．
4) ある筋が動筋との関係で拮抗筋であるか，共同筋であるかは，運動パターンに依存することを理解する．

必要な用具
2チャンネル筋電計および記録器．

[実習手順]
1) 5名程度を1グループとする．
2) 被験者は肩関節20〜30°屈曲位，肘関節60〜80°屈曲位，前腕を軽い回内位として肘掛け椅子に座位となる（被験者の正面に机をおき，机上に両前腕をおいてもよい）．
3) 右上肢の上腕二頭筋および上腕三頭筋から表面筋電図を導出する．
4) 検者は，合図があったら指示された運動パターン（肘関節屈曲あるいは前腕回外）を素早く行うように告げる．
5) 記録器の掃引速度を1 cm/secとして，それぞれの運動パターンを3試行記録する．
6) 記録器の掃引を開始し，筋活動のないことを確認して，開始の合図を送る．
7) 掃引速度を5〜10 cm/secとして，前腕回外運動を指示し，筋電図を記録する．
8) 2つの運動パターンで記録された筋電活動を読み取り，記載する．
9) 掃引速度を速くした前腕回外運動の記録では，上腕二頭筋と上腕三頭筋の活動開始のタイミングが一致しているか，どちらが速いか，複数のデータを比較する．

● 考 察 ●
1) 上腕二頭筋と上腕三頭筋の空間時間的パターンは，2種類の運動でどのように違っているか．
2) それぞれの運動で動筋，拮抗筋あるいは共同筋はどれか．

実習6　上肢外転時の腹斜筋活動

● 実習のねらい ●
1) 立位姿勢で体重心の移動を伴うような上肢の意図的運動のとき，重心線が支持基底から逸脱しないように働く筋活動が，体幹や下肢に現れる（予期的姿勢調節）．
2) 急速な片側上肢外転運動時には，体幹は反対側に傾いて体重心の移動を防止している．

必要な用具
4チャンネル筋電計と記録器，緊縛帯．

[実習手順]
1) 5名程度を1グループとする．被験者1名，検者2名を必要とする．被験者はランニングシャツを着用する．
2) 被験者は両足をやや開いて安定した立位姿勢となる．表面筋電図を両側の三角筋および腹斜筋（側腹部）から導出する．
3) 検者1は，筋電図記録に両側三角筋に筋活動がないことを確かめてから，外転運動の開始を合図

実　習

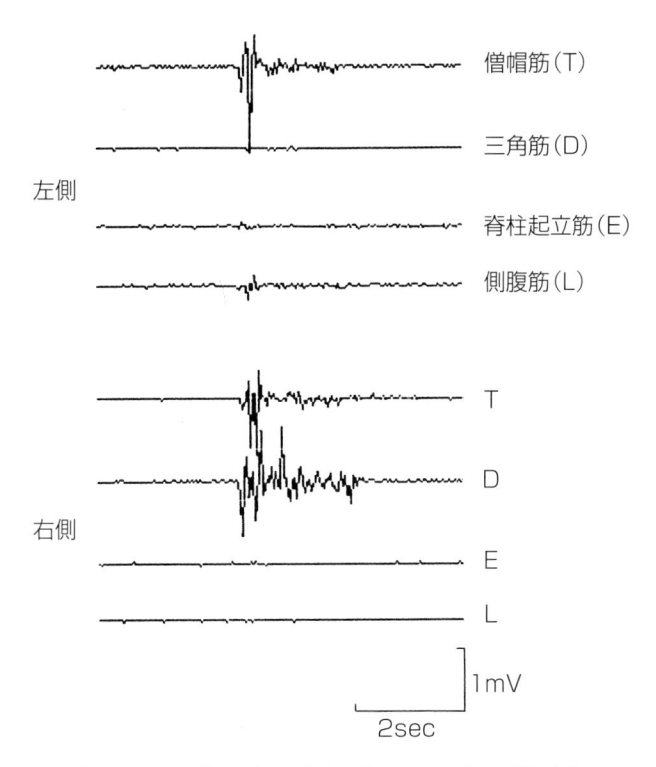

図 5-9　立位で右上肢を外転したときの筋電図

する．
4) 被験者は検者1の合図にしたがって，あらかじめ指示された側の上肢を90°外転位まで素早く動かし，その姿勢（構え）に留まる（図5-9参照）．
5) つぎに検者2は被験者の外転位にある上肢を上方から押さえ，さらに中等度の力で外転するように指示する．3〜5 sec 後に外転運動をやめて立位姿勢に戻るように指示する．
6) つづいて，被験者の上肢外転運動が起こらないように，緊縛帯（幅広のさらし布でよい）で両上肢を体幹に縛りつける（検者2が両側肘を押さえてもできる）．
7) この状態で素早い上肢外転運動を行うように指示する．
8) 掃引速度を1 cm/sec として，3回試行する．つづいて10 cm/sec で3回試行する．
9) 運動肢の三角筋と対側の腹斜筋の活動を観察する．とくに運動の速さ，抵抗の有無，実際の運動が妨害された条件における両筋の活動開始のタイミングおよび筋活動の振幅について記述する．

● 考　察 ●

1) この動作において，腹斜筋の活動はどのような役割を果たしているのだろうか．
2) 抵抗運動の場合，筋活動パターンに変化が生じるか．肩関節90°外転位の場合と肩関節基本肢位の場合との間に，どのような相違があるか．
3) わずかな姿勢の変化が共同筋活動に与える影響について考察する．
4) これらの筋活動パターンの協調運動としての意味，合目的性を考察する．

6 運動分析と運動学的分析

■ 本章の課題 ■

1. 単純な動作を目視分析し,関与する筋活動を触察によって確認する手法を習得する(運動分析:kinesiological analysis).
2. デジタルビデオカメラを利用した運動学的分析(kinematic analysis)を習得する.

基本事項

1 運動分析

(1) 分析には慣用語を利用する（表6-1）．詳細は基礎運動学第6版，第5章「運動・動作の分析」を参照するとよい．

(2) 分析の手順を確認する．
- ステップ1：動作を構成している一連の運動をいくつかの部分あるいは相に区分する．
- ステップ2：運動の各相は関節運動と筋活動の様態によって決定する．
- ステップ3：運動のまとめと評価であり，運動分析の一定の基準によって行う．たとえば，運動パターン（関節運動の組み合わせ）の理念型を参照する．その他，運動分析上の注意を参考にする（基礎運動学　第6版，第5章「運動・動作の分析」）．

(3) 例示
- 動作名：鋸引き
- 運動の相（図6-1）：①1相　開始肢位，②2相　引き動作，③3相　停止，④4相　押し動作，⑤5相　終了肢位（開始肢位）
- 観察した関節運動と筋活動：2相における右上肢の関節運動と筋活動の運動分析を表6-2に掲げる．
- 筋電図記録：右上肢の筋電図ポリグラフを図6-2に掲げる．
- サイクログラフ：右の肩関節，肘関節および手関節部の運動軌跡を図6-3に掲げる．

注：サイクログラフは身体部位（手先など）にランプをつけて，反復する動作における身体部位の運動軌跡を1枚のフィルム上に1〜数本の重複する光線として記録したものである．ランプを一定の時間間隔で点滅させると，単位時間当たりのランプの移動距離も測定できる．

2 運動学的分析

(1) 連続撮影が可能なカメラ（少なくとも5 frames/sec 以上のカメラを利用するとよい．2〜3 frames/sec のカメラであれば，動作はゆっくりと行うこと）を用いる．
(2) ビデオは画像の静止が可能な再生装置を必要とする．
(3) 身体部位にはマーカーをつけて撮影する．
(4) 身体部位の運動軌跡を記録する．
(5) 画像からスティックピクチャー，スティックダイアグラムを作成する．
(6) 身体部位の運動速度を求める（分析の精度が高ければ，加速度も計算できる）．

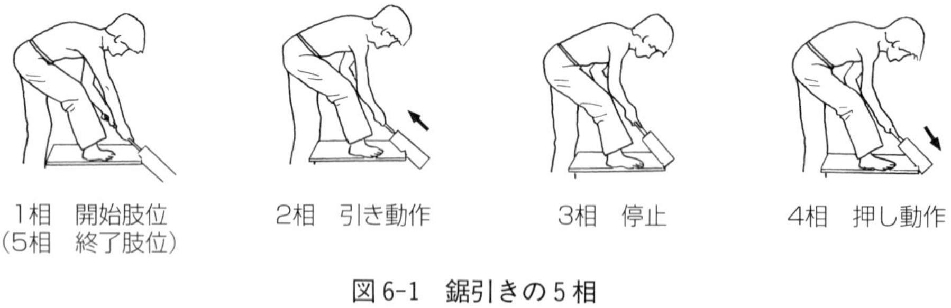

図6-1　鋸引きの5相

基本事項

表 6-1 運動分析に用いる慣用語

[関節の名称]

SH. G：shoulder girdle joint　上肢帯関節
SH. J：shoulder joint　肩関節
E & RU：elbow & radio-ulnar joints　肘と橈尺関節
WRIST：wrist joint　手関節
I-C：intercarpal joint　手根間関節
C-M：carpo-metacarpal joint　手根中手関節
M-P：metacarpo-phalangeal joint　中手指節関節
CERV：cervical intervertebral joints　頸椎関節
THOR：thoracic intervertebral joints　胸椎関節
LUMB：lumbar intervertebral joints　腰椎関節
SPINE：intervertebral joints　脊椎関節
HIP：hip joint　股関節
KNEE：knee joint　膝関節
A & F：ankle and foot joints　足関節と足の関節
I-T：intertarsal joint　足根間関節
T-M：tarso-metatarsal joint　足根中足関節
ANK：ankle joint　足関節

[体運動の種類]

SF：sustained force movement　持続的自動運動
SF−：SF with eccentric contraction　遠心性収縮を伴うSF
SF0：SF with static contraction　静止性収縮を伴うSF
SF＋：SF with concentric contraction　求心性収縮を伴うSF
PAS：passive movement　他動運動
MAN：manipulation by outside force　外力によるマニピュレーション
INER：inertial coasting movement　慣性運動
GRAV：gravitational falling movement　重力による落下運動
BAL：ballistic movement　バリスティック運動
GUI：guided movement, tracking　追跡運動，トラッキング
DB：dynamic balance movement　動的平衡運動
OSC：oscillating movement　振動運動

[その他の用語]

Syn：synergic, synergy, synergist　共同筋
HSyn：helping synergy or synergist　支援共同筋
TSyn：true synergy or synergist　真性共同筋
Neu：neutralization or neutralizer　中和筋
PM：prime mover　主動筋
AM：assistant mover　補助動筋
（？）：questionable, in doubt　疑い

Rep：repetition, replication　繰り返し

[関節運動の名称]（〔　〕内は筋群）

Flex：flexion　屈曲〔−ors〕
Ext：extension　伸展〔−ors〕
Abd：abduction　外転〔−ors〕
Add：adduction　内転〔−ors〕
Sup：supination　回外〔−ors〕
Pron：pronation　回内〔−ors〕
InRot：inward rotation　内旋〔−ors〕
OutRot：outward rotation　外旋〔−ors〕
RtRot：right rotation　右回旋〔−ors〕
LtRot：left rotation　左回旋〔−ors〕
UpwRot：upward rotation　上方回旋〔−ors〕
DownRot：downward rotation　下方回旋〔−ors〕
Elev：elevation　挙上〔−ors〕
Depr：depression　下制（引き下げ）〔−ors〕
Opp：opposition　対立〔opposers〕
Rep：reposition　整復〔repositioners〕
DFlex：dorsiflexion　背屈〔−ors〕
PFlex：plantar flexion　底屈〔−ors〕
RFlex：radial flexion　橈屈〔−ors〕
UFlex：ulnar flexion　尺屈〔−ors〕
HorFlex：horizontal flexion　水平屈曲〔−ors〕
HorExt：horizontal extension　水平伸展〔−ors〕
Hyp：prefix for "hyper"　"過"の接頭辞
HypExt：hyper-extension　過伸展〔−ors〕
LatFlex：lateral flexion　側屈〔−ors〕
LatExt：lateral extension　側伸〔−ors〕
Rt：prefix for "right"　"右"の接頭辞
Lt：prefix for "left"　"左"の接頭辞

[筋収縮の種類]

Con：concentric contraction　求心性収縮
Ecc：eccentric contraction　遠心性収縮
Stat：static contraction　静止性収縮
Rel：relaxation, no contraction　弛緩
CoC：co-contraction　同時収縮

[筋収縮力の程度]

0：none, no contraction　なし
Sl：slight force　軽度
Mod−：moderate force or less　中等度（−）
Mod：moderate force　中等度
Mod＋：moderate force or greater　中等度（＋）
Max：great or maximum force　最大

基本事項

表6-2 運動分析（鋸引き－右手）

相	関節名	観察された関節運動	活動している筋群	筋収縮の種類	運動の種類	筋収縮力
2相（引き運動）	肩甲帯	Adduction	Adductors	Con	SF⁺	Mod
	肩関節	Extension	Flexors Extensors Hor. Flexors	Ecc Con Stat	SF⁻ SF⁺ SF	Sl Mod⁺ Mod
	肘関節	Flexion	Flexors Extensors	Con Ecc	SF⁺ SF⁻	Mod⁺ Mod⁺
	手関節	None	Flexors Extensors	Stat	SF⁺	Mod⁺
	母指	None	Flexors Extensors Adductors	Stat	SF	Mod⁺
	手指	None	Flexors	Stat	SF	Mod⁺

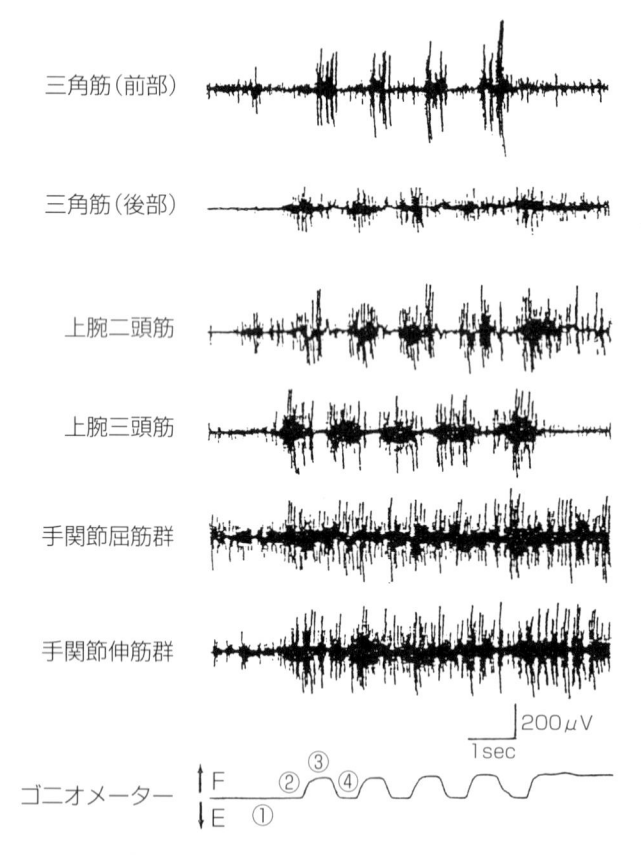

図6-2 鋸引きの右上肢の筋電図
F：肘関節屈曲，E：肘関節伸展，①1相（開始肢位），②2相，③3相，④4相

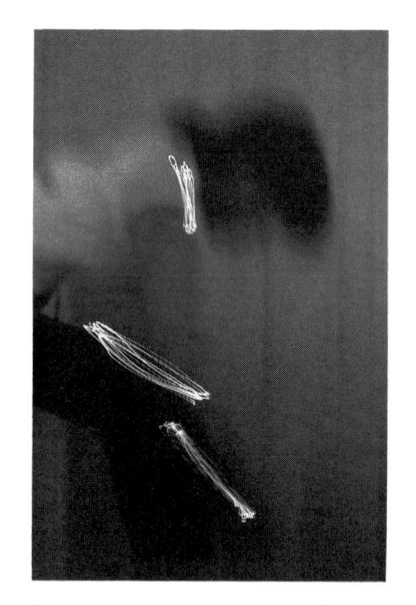

図6-3 鋸引きのサイクログラフ
軌跡は上から右肩，肘および手関節部

実　習

実習1　スクワット動作の運動分析

●実習のねらい●
1) 機器を使用しないで，基本動作（単位動作）のひとつであるスクワット動作（squatting）を対象として，運動分析を行う．
2) 動作を相に分ける：①立位姿勢，②しゃがむ，③しゃがんだ姿勢，④立ち上がる，⑤立位姿勢．
3) 動作の各相における股関節，膝関節および足関節の運動を観察して記載する．
4) 動作の各相において，運動に関与している筋群およびそれらの収縮様態を推測する．
5) 動作と姿勢のバランス安定性との関係を理解する．

[実習手順]
1) 5名程度を1グループとする．被験者はTシャツやショートパンツを着用する．
2) 被験者のスクワット動作を側面から観察する．また触察によって諸筋群の収縮の有無を確認する．
3) スクワット動作は両足を両肩幅くらいに開き，両上肢を背腰部（あるいは前胸部）で組んだ「①立位姿勢」から開始する．「③しゃがんだ姿勢」では，その姿勢に数secはとどまる．足底は床面につけたまま，踵を床面から離さないようにするかに注意する．
4) 動作はゆっくりと，被験者の日常的な仕方で行う．なお，被験者は検者の指示にしたがって，できるだけ同じ仕方で動作を反復する．
5) 動作を側面から視察した結果から，股関節，膝関節および足関節の角度変化の概略を図6-4③に描く．3関節の運動の開始と停止とが同時かどうかに注意する．
6) 膝関節の運動を基準にして，一連の動作を[静止（立位）−屈曲−静止（蹲踞位）−伸展−静止（立位）]に区分し，図6-4②に縦線を記入して各相を区別する．
7) 立位，屈曲相，静止相（蹲踞位），伸展相，（立位）の姿勢を図6-4①に線画で示す．立位および蹲踞位における体重心の投影線（重心線）を記入する．
8) 大殿筋，内側広筋およびヒラメ筋の筋活動の有無を推測し，図6-4④に記入する．筋収縮の様態についても記入しておく．

●考　察●
1) スクワット動作における一連の運動について，関節運動の組み合わせおよびその変化として記述する．
2) 床面における体重心の投影点の変動について推測し，これと支持基底との関連から動作中のバランス安定性について記述する．
3) 頭−腕−体幹（head-arm-trunk：HAT）の重心に働く重力が股関節の回りに作るモーメントおよび大殿筋の収縮様態について，動作の各相について記述する．
4) HATと両大腿部との合成重心に働く重力が膝関節の回りに作るモーメントと内側広筋の収縮様態およびその機能について，各相について記述する．
5) 体重心に働く重力が足関節の回りに作るモーメントとヒラメ筋の収縮様態およびその機能を，各相について記述する．
6) 姿勢のバランス安定性を保持しながら，スクワット動作を滑らかに遂行できるための関節運動および筋活動の要点を簡潔にまとめる．

実 習

(①線画)				
②運動の相	静止(立位)			静止(立位)
③関節運動 股関節	屈曲			
	伸展			
膝関節	屈曲			
	伸展			
足関節	背屈			
	底屈			
④筋活動 大殿筋				
内側広筋				
ヒラメ筋				

図6-4　スクワット動作の運動分析

実 習

実習2　椅子からの立ち上がり動作

●実習のねらい●

1) 椅子座位から立ち上がる動作について，運動学的分析を行う．
2) 椅子からの立ち上がり動作における各体節の運動および各関節の運動協調性について理解する．
3) 開始肢位が異なる2条件における椅子からの立ち上がり動作の分析結果を比較して，条件による運動の差異と，運動パターンの不変性とを理解する．
4) 運動障害のある者や高齢者の立ち上がり動作の指導法について考える．

必要な用具

デジタルビデオカメラ（30 frames/sec），コンピュータと画像取り込み用ソフト，座標参照用ポール，ビニールテープ，腰掛け（肘掛けがなく，座面高40～50 cm程度のもの），方眼紙，分度器．

[実習手順]

1) 計測
   (1) 5名程度を1グループとする．被験者はTシャツやショートパンツを着用する．
   (2) 被験者に，指標として○印あるいは×印のビニールテープを貼付する．場所は右側の耳垂，肩峰，大転子，膝関節裂隙中央のやや前方，外果，第5中足骨頭とする（図6-5参照）．
   (3) 腰掛けの後方に座標（垂線）参照用ポールを設置しておく．
   (4) 被験者は腰掛けに座り，体幹を直立位に保つ．下肢は両側の下腿および踵を接し，足先をおよそ60°開いた肢位とする．両上肢は，大転子の指標を隠さないようにして，背面で組む．

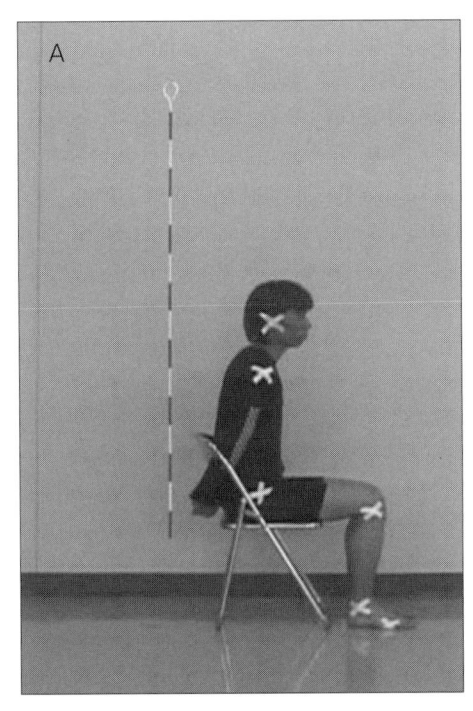

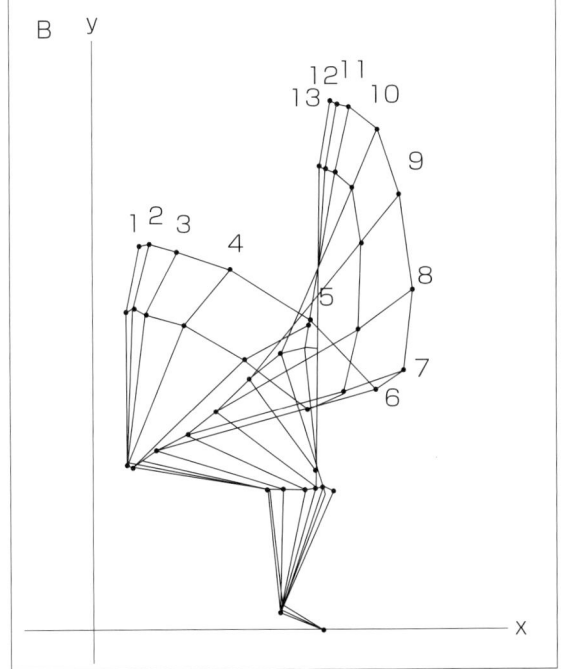

図6-5　椅子からの立ち上がり動作のモトグラフィ
A. デジタルビデオカメラを用いた計測．
B. スティックダイアグラム．
Aのポールの縞の間隔10 cm，Bの時間間隔は0.17 secである．

実 習

検者の合図にしたがって日常的な仕方で立ち上がり，立位姿勢で静止する．

(5) この動作を側面からビデオカメラに録画する（30 frames/sec）．

(6) 動作はつぎの2条件で行い，それぞれ3回の試行を録画する．この間，カメラの位置は固定しておく．
　①膝関節90°屈曲位で下腿が垂直位になっている姿勢を開始肢位とする．
　②足部を①よりも10 cm前方においた姿勢を開始肢位とする．

2) データ処理

(1) 録画したビデオテープを再生して，各条件から1試行を選択し，動作の開始から終了まで，5 framesごとに静止画像を作成する（静止画像の作成および保存は画像取り込み用コンピュータソフトを利用する）．

(2) 保存した静止画像を1枚ずつプリントして，指標を直線で結んだ画像を作成する．線画上で股関節，膝関節および足関節の角度を定義し，分度器を使用して各関節角度を測定して記入する．

(3) 条件①，②ごとに，作成した各線画を1枚の方眼紙に足部を一致させて重ね書きして，スティックダイアグラムを作成する．また，各指標の位置を静止画像ごとに直線で結び，その移動を見やすくする．座標（垂線）参照用ポールを基準にして，床面に平行にX軸，これと垂直上方にY軸を描いて，単位を記入する．

(4) 股関節，膝関節および足関節の角度の時間的変化を，条件ごとに観測表にまとめる．観測表を用いて，角度-時間グラフを作成する．グラフは条件ごとに1枚の方眼紙に3関節のデータを重ね書きする．関節ごとに角度変化の始まる時間の違いに注意する．

(5) 角度-時間グラフにおいて，動作を相に分割してそれぞれに名前をつける．相の分割では，2条件に共通する定義ができるか．

(6) 股関節角度をX軸，膝関節角度をY軸として，両関節角度の関係を図示する．このグラフには，2条件の動作を重ね書きする．両関節角度の変化で，2条件に共通する特徴は何か．

● 考 察 ●

1) 椅子からの立ち上がり動作の開始から終了まで，股関節，膝関節および足関節の運動を順序を追って記述する．この過程は動作の条件（①，②）に依存しているか．

2) 動作開始時，股関節屈曲（体幹前傾）がほかの関節の運動に先行することについて，支持基底と体重心の移動とを関連づけて説明する．

3) つぎに，体幹が前傾位から立ち直りを開始して，立位に至る過程について，支持基底と姿勢のバランス安定性から説明する．

4) 体幹前傾の最大角度が動作の2条件で異なる理由を説明する．

5) 股関節角度と膝関節角度との関係が2条件で相違する点，変わらない点を指摘する．

6) 2条件下の動作の運動パターンが不変に保たれているか．不変であるとすれば，どのような判断基準に基づいた評価であるのか．

7) 運動障害のある者や高齢者に椅子からの立ち上がり動作を指導するときの留意点を，動作の効率および姿勢のバランス安定性の観点から考察する．

7 反応時間とフィッツの法則

■ 本章の課題 ■

1. 運動技能（motor skill）についての理解を深める．
   (1) 運動技能はひとつの課題を巧みに遂行するための特殊な活動であり，練習および学習によって獲得される．
   (2) 運動技能のレベルはパフォーマンス（performance：課題遂行）の測定によって判定する．
   (3) 運動技能の構成要素はフォーム，正確さ，速さ，適応性である．これに持久性（CRフィットネス）を加えることもある．フォームは定量的な測定ができない．代わりにエネルギー消費量を測定する．
   (4) 運動技能の向上は，誤りの減少，速さや正確さの向上，パフォーマンスの恒常性，自由度の増加，努力量の減少などに現れる．
2. パフォーマンスとパフォーマンス・テストの意味を理解する．
   (1) パフォーマンスは，ある課題に対して意図した活動を行い，結果を得ることである．
   (2) パフォーマンス・テストは言語活動によらずに，知的能力を必要とする身体運動によって行われる．
   (3) パフォーマンス・レベルの多くは，ある試行における時間，距離，点数（あるいは誤数）などを測定して判定する．
3. 本章では，運動技能の測定を理解するため，反応時間とフィッツの法則について実習を行う．

基本事項

1 反応時間

(1) 反応時間（reaction time：RT）は，与えられた刺激（stimulus）によって意識的に決定される応答（response）の最小の時間遅れと定義されている．

(2) 刺激に対して適切な応答を行うためには，運動発現に先だって，応答運動を行う身体部位，運動の方向，関節運動のトルク，運動パターンの系列などを決定しておかなければならない．

(3) 刺激には，聴覚，視覚や皮膚感覚が利用される．

(4) 応答には四肢の運動や動作だけでなく，発声も利用される．

(5) 複数の反応時間課題がある．使用頻度の高いものを掲げておく．
- 単純反応時間：刺激と応答との対応があらかじめ定まっている．
- 選択反応時間：複数の刺激に対し，それぞれに対応した応答が定まっている．
- 弁別反応時間：複数の刺激のうちひとつだけに応答する．

(6) 刺激から応答までを刺激情報の一連の変換過程と仮定して，

刺激（S）→（入力：s）→（同定：s-n）→（応答決定：n-r）→（応答プログラム選択：r-p）→（応答出力：p-R）→応答（R）

の図式でとらえる（図7-1）．

(7) 課題の部分を操作して各段階における反応時間の変動分を検討することができる．
- 単純反応時間課題で，音刺激（聴覚）と光刺激（視覚）との反応時間を比べることによって，同定過程（s-n）の相違を分析することができる．
- 単純反応時間課題で，肘関節屈曲および前腕回外における上腕二頭筋の筋電図反応時間を比較することによって，応答出力過程（p-R）の特性を検討することができる．さらに選択反応時間課題（高低2つの音と2つの運動パターンを対応させた課題）を利用すれば，応答決定過程（n-r）や応答プログラム選択過程（r-p）を分析することができる．
- 詳細は『臨床運動学 第3版』，第7章「随意運動」を参照するとよい．

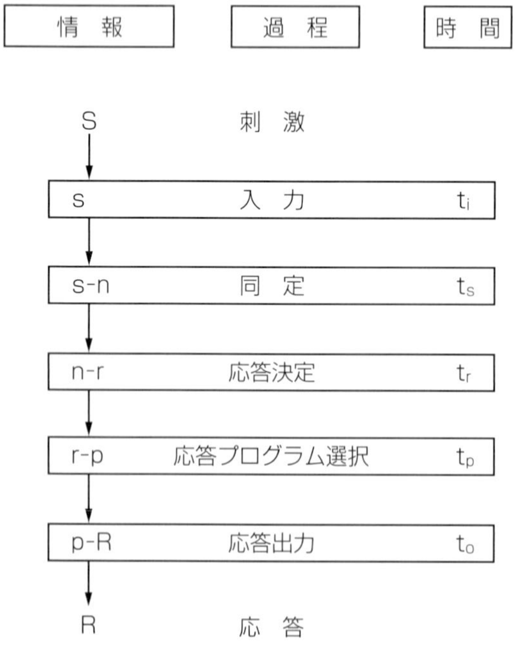

図7-1 反応時間と情報処理の過程

物理的刺激（S）は t_i の時間を要して入力過程において感覚コード（s）に変換される．その後，同定過程では同定コード（n），応答決定過程で応答コード（r），応答プログラム選択過程では応答プログラムコード（p），応答出力過程では応答（R）となる．各過程において，情報処理に t_i, t_s, t_r, t_p, t_o の時間を必要とする．各過程に影響する変数の操作によって反応時間が変わる．

(Theios 1975)

基本事項

2 フィッツの法則

(1) 運動や動作の正確さと速さとの関係について，経験的に得られた法則である．

(2) 上肢による尖筆の2つの目標間の移動運動を反復したとき，運動時間（MT），移動距離（A）および目標の大きさ（W）の間には，次式が成り立つ（フィッツの法則：Fitts' law）．
 $MT = a + b\log_2(2A/W)$
 aとbは経験的に決定される係数である．
 AをDと表す場合もある．

(3) $ID = \log_2(2A/W)$ を困難度（Index of Difficulty）という．目標到達運動の運動時間は目標距離が長く，また目標の大きさが小さいほど延長することを，課題の遂行困難度として表している．

(4) 目標到達運動のパフォーマンスである運動スピードと到達の精度が互いに相反すること（speed-accuracy trade-off）を，定量的に表したのがフィッツの法則である．

(5) フィッツの実験結果を図7-2に示す．AとWの異なる組み合わせにもかかわらず，運動時間と困難度が直線関係になることが示されている（困難度2以下で直線性にずれが生じる）．

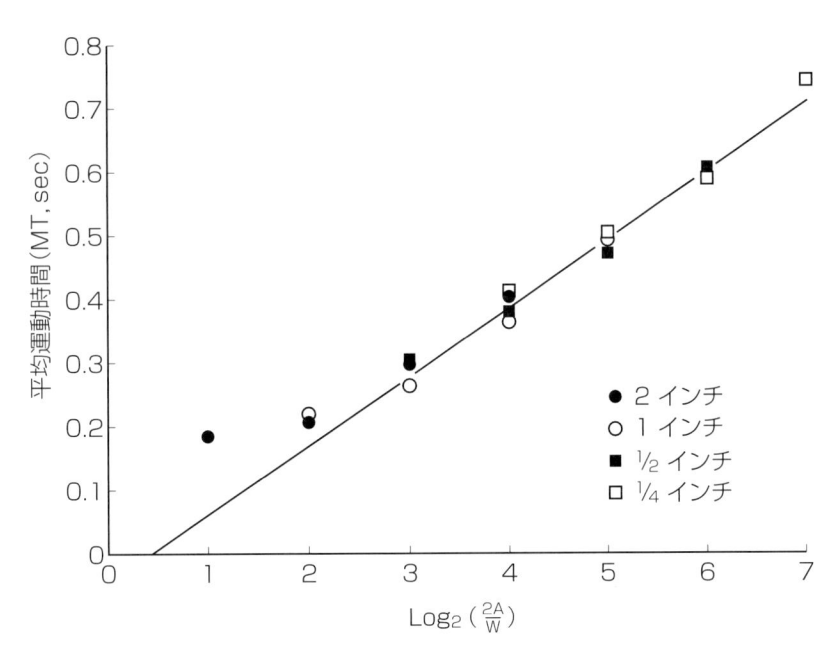

図7-2 平均運動時間と困難度（$\log_2[2A/W]$）の関係
（Fitts 1954）

実　習

実習 1　視覚単純反応時間

●実習のねらい●
1) 反応時間研究のパラダイムにおける単純反応時間研究の位置づけを理解する．
2) 単純反応時間課題において，予告信号の有無が反応時間に及ぼす影響を理解する．

必要な用具
・定規（30 cm 程度のもの）．

[実習手順]
1) 5名程度を1グループとする．全員が検者および被験者を経験する．
2) 被験者は椅子座位で，利き手の肩関節基本肢位，肘関節 90°屈曲位の姿勢をとる．検者は30 cm 定規を垂直にして上端（目盛 30 cm 側）を持ち，被験者の利き手側に差し出す．
3) 被験者は利き手の母指を掌側外転位，ほかの4指を相互に接したまま軽く屈曲位として，定規を把握できる構えとする．
4) 検者は定規の目盛（0 cm）が示指外側と一致する高さにして保持する．このとき，定規が被験者の手に触れないように注意する．
5) 検者は被験者に「私の手元と定規を見て下さい．私が定規を離したら，落下する定規をできるだけ速くつかんで下さい．」と指示する．
6) 課題はつぎの2条件で行う．それぞれ試行は10回として，各試行間には 10 sec 以上の間隔をおく．
(1) 被験者の手の構えおよび定規の定置ができたら，検者は口頭で「よーい」と予告して，およそ 1〜5 sec 後（準備期間）に定規を離す．準備期間は各試行ごとにランダムとする．
(2) 予告なしとして，そのほかは (1) と同じ条件で行う．構えができてから，定規を離すまでの時間は 3〜8 sec として，試行ごとにランダムにする．
7) 被験者が落下した定規をつかんだら，示指外側と一致する定規の目盛を記録する．
8) 自然落下の法則：$l = gt^2/2$
   l：落下距離（cm），g：980 cm/sec²，
   t：時間（sec）を用いて，
   落下距離から反応時間（t sec）を求める．
9) 2条件ごとに，10試行の反応時間の平均値と標準偏差を算出する．10試行中に［平均値±2標準偏差］を超える試行があれば，その試行を除いて，残りの試行を用いて，改めて平均値を計算する．
10) 各被験者の平均値および標準偏差を個人の代表値として，全被験者の反応時間の平均値と標準偏差および各被験者の反応時間のばらつき（被験者内標準偏差）の平均値を算出する．それぞれ結果を棒グラフで表示して，2件の違いを比較する．
11) 条件 (1) と (2) の結果に有意差があるかどうか，検定する．

●考　察●
1) 反応時間は何を測定しているのか．心理学的および生理学的に考察する．
2) 予告あり（条件 (1)）と予告なし（条件 (2)）とを比較して，予告によって反応時間の短縮およびばらつきの減少が見られるかどうかを検討する．予告は被験者にどのような状態をもたらし，その結果は反応時間にどのように現れているか，心理学的および生理学的に推論する．
3) 実験データを統計的に検定することの意義について論じる．

実 習

実習2 フィッツの法則

●実習のねらい●

1) 目標到達の運動課題において，2つのパフォーマンス尺度，すなわち運動の速さと目標到達の正確さとが相反する関係にあることを学ぶ．この関係を「速さ-正確さのトレードオフ (speed-accuracy trade-off)」という．
2) Fitts (1954) は簡単な運動課題を利用して，運動の速さと正確さとの関係を式（フィッツの法則）に表した．この領域では古典的な法則であり，原法にしたがって追試する．
3) 速さ-正確さのトレードオフが多くの目標到達動作において起こることを理解する．

[必要な用具]

白紙，ボールペン，ストップウォッチ．

［実習手順］

・計測

1) 5名程度を1グループとして，そのうちから被験者を2名程度選んでおく．
2) 白紙に図7-3のように，標的幅W（cm），移動距離A（cm）の2個の目標を平行に描く．WとAは表7-1のように12通りを選び，それぞれ別の白紙に目標を描いておく．
3) 被験者は机に向かって椅子に座る．机上には目標を描いた白紙が被験者の正面に向けて置かれている．
4) 被験者はボールペンを持ち，2個の目標の中間位置にペン先をつけて指示を待つ．
5) 検者の合図とともに，被験者はできるだけ速く，かつ正確に2個の目標を交互に各10回タップする．目標の範囲から外れたタップはエラーとして，エラーが全体の5%（1タップ）を超えた試行はデータから捨て，やり直す．
6) 検者は最初のタップの始まりから，10往復が終了するまでの所要時間（sec）をストップウォッチで測定し，表7-1の組み合わせ表に記録する．
7) WとAとの組み合わせ課題の順序はランダムにする．

・データ処理

1) 所要時間の記録表から，目標間の平均運動時間（movement time：MT）を求める．
2) 同一のAごとに，MTとWの関係を同じグラフにプロットして，速さと正確さとの関係を示す．
3) Fittsにしたがって，課題の困難度ID（Index of Difficulty：ID）を次式で計算して，WとAの組み合わせ表に記入する．

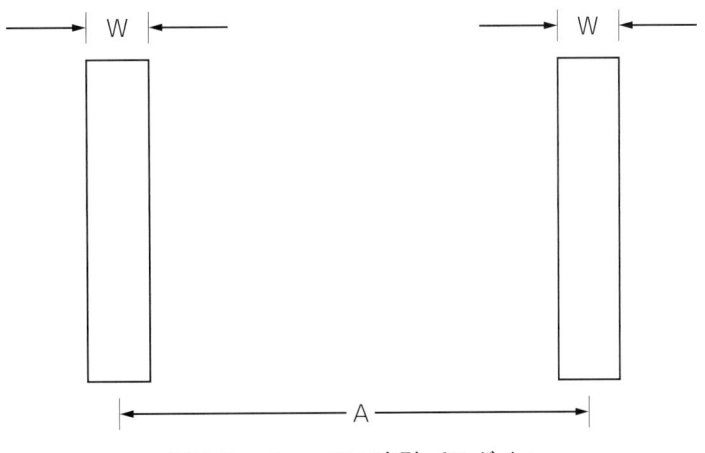

図7-3 フィッツの実験パラダイム

実 習

表 7-1 目標の幅 W と目標間の距離 A との組み合わせ

A(cm)/W(cm)	1	2	4	8
10				
20				
30				

$ID = \log_2(2A/W) = \log_{10}(2A/W)/0.301$

4) ID を x 軸，MT を y 軸として，ID と MT との関係を図にプロットする．この関係を直線近似して，フィッツの法則の定数 a および b を求める．

$MT = a + bID$

5) 実験結果を Fitts（1954）のデータ（図 7-2）と比較して，異同を確認する．

● 考 察 ●

1) A を一定にしたとき，MT と W との関係から，課題の正確さが運動の速さを低下させることを論じる．

2) フィッツの法則の予測通り，MT と ID との間に直線関係が得られたかどうか．直線関係から外れるデータはどのような ID の場合か．

3) フィッツの困難度 ID は A/W の関数である．ID がこの課題の難しさを表すというのは，どのような意味か．A と W との組み合わせから考察する．

4) 日常動作で，スピードと正確さの間にトレード・オフの関係が見られる例をあげて考察する．

8 動作分析と工程分析

■ 本章の課題 ■

1. 工程分析，作業分析や動作分析の基本を習得する．
2. 複雑な動作の目視による分析法を習得する（動作分析）．

基本事項

1 工程というとらえ方を確認する

(1) 工程（process）とは，工作や工事などの仕事を進めていく順序あるいは段階である．
(2) 日常生活活動（ADL）は複数の動作で構成され，それは一種の工程あるいは基本動作の系列として記述できる．
(3) 工程を分析するのに利用するASME記号に習熟しておく（図8-1）．
(4) 動作分析のためのサーブリグ記号を学ぶ（図8-2）．

2 作業の階層構造というとらえ方を理解する

(1) 課題の遂行には，複数の作業が必要とされる．さらに，個々の作業は複数の下位作業で構成される．作業の階層構造は，課題の複雑さを反映している．
(2) 作業の各レベルはそれぞれの工程にしたがって遂行される．

3 動作の連合

(1) 要素的な作業（work）や操作（operation）は動作（motion）の連合によって成り立っている．
(2) 動作は基本動作（fundamental motion, basic motion）によって構成されている．
(3) 複雑な動作は基本動作に分解される．
(4) 動作の連合：身体のいろいろな部分が同時にあるいは連続して異なる運動を行うことが多い．複数の基本動作の空間時間的系列化を理解する．以下の分類を利用する．
  ① 連続動作（consecutive motion）：単独の動作が基本動作によって，切れ目なくつぎつぎに行われる．
  ② 結合動作（combined motion）：同じ身体部位で同時に2つ以上の基本動作が行われる．
  ③ 同時動作（simultaneous motion）：別々の身体部位で同時に2つ以上の基本動作が行われる．
  ④ 複合動作（compound motion）：結合動作と同時動作が複合して行われる．
(5) 基本動作は身体運動によって構成されている．

種類	ASME記号	ギルブレスのプロセス・チャート記号	説明
作業	○	○	材料などが作業目的により物理的あるいは化学的に変化を受ける状態
運搬	⇒	○	材料などが移動されるときの状態
停滞	D ▽	△	材料などが何もされずに停止しているか貯蔵されている状態
検査	□	□	加工された部分を測定し，基準と比較して合否を判定すること．数量調べなど

図8-1 工程記号

基本事項

番号	名称	文字記号	サーブリグ記号 記号	サーブリグ記号 説明	例
1	探す (search)	SH	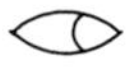 👁	眼で物を探す形	鉛筆がどこにあるか探す
2	選ぶ (select)	ST	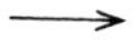 →	選んだ物を指示した形	数本の中から1本の鉛筆を選ぶ
3	つかむ (grasp)	G	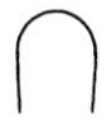 ∩	物をつかむ手の形	鉛筆をつかむ
4	運ぶ (transport loaded)	TL	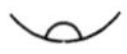 ‿	手に物をのせた形	鉛筆をもってくる
5	位置ぎめ (position)	P	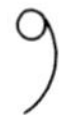 9	物を指の先端においた形	鉛筆の先を特定の位置におく
6	組み合わせ (assemble)	A	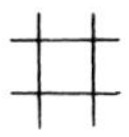 #	井桁の形	鉛筆にキャップをはめる
7	から手 (transport empty)	TE	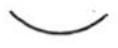 ⌣	から手の形	鉛筆へ手をのばす
8	使う (use)	U	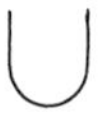 U	useのU	字を書く
9	分解 (disassemble)	DA	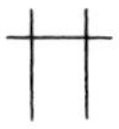 ｢｢	井桁から1本はずした形	キャップをはずす
10	放す (release load)	RL	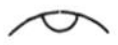 ⌒	手のひらを逆にした形	鉛筆をおく
11	調べる (inspect)	I	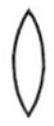 ◊	レンズの形	字のできばえを調べる
12	前置き (pre-position)	PP	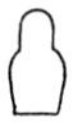 ♟	ボーリングの棒	使いやすいように鉛筆をもちなおす
13	保持 (holding)	H	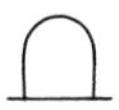 ⌒	磁石に物を吸付けた形	鉛筆をもったままでいる
14	避けえぬ遅れ (unavoidable delay)	UD	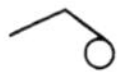 ⌒	人がつまづいて倒れた形	停電で字が書けないので手待ちする
15	休む (rest)	RE	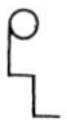 ♣	人が椅子に腰かけて休む形	疲れたので休む
16	避けうる遅れ (avoidable delay)	AD	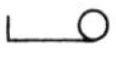 ⌒o	人が寝ている形	よそ見をして字を書かずにいる
17	考える (plan)	PL	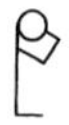 ♗	頭に手を当てて考えている形	どんな文を書くか考える

図8-2 サーブリグ（Therblig）の記号（藤田 1969）
例：机の上においてある鉛筆で字を書く．

基本事項

4 工程分析の方法

● 作業分析および動作分析の手順 ●

1) 作業に関する工程分析
   ① 対象とする作業（操作）を数回観察する．
   ② 作業を複数の動作，そのほかの事項で構成される系列として区分する．
   ③ 区分に名称をつける．
   ④ 区分ごとに図7-1の工程記号で動作，そのほかの事項を記入する．
   ⑤ 分析結果にしたがって作業を試み，作業進行が滑らか否かを検討する．
2) 動作に関する工程分析では，上記の①〜⑤の記述に，作業の代りに動作，動作の代りに基本動作とすればよい．

例題：箱作り（木工）
① 「箱作り」の作業手順の一部をに図8-3に掲げる．

② ここには，作業「加工」にかかわる下位作業のひとつ，「切断」の工程分析が諸動作の系列で表されている．図8-4はASME記号で記された各操作の関係を示すプロセス・チャートである．また図8-5はそのフローダイアグラムである．
③ 「鋸をとり切る」動作も複数の基本動作に分類されている．図8-6にサーブリグ記号によるオペレーション・チャートを示す．
④ なお，図8-3には基本動作のひとつである「鋸引き」の運動も記載されている．

・コップの水を飲む
① 図8-7に「コップの水を飲む」動作を基本動作の連続する相に分けて掲げる．
② 図8-8はギルブレスのプロセス・チャート記号を用いたオペレーション・チャートである．

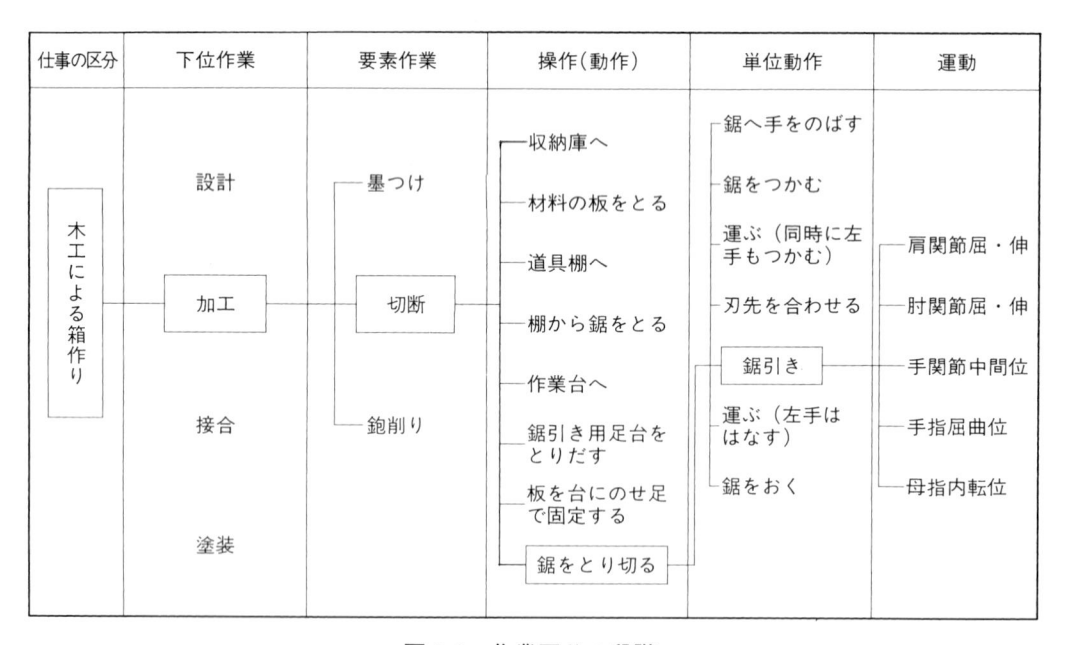

仕事の区分	下位作業	要素作業	操作（動作）	単位動作	運動
木工による箱作り	設計	墨つけ	収納庫へ／材料の板をとる／道具棚へ／棚から鋸をとる／作業台へ／鋸引き用足台をとりだす／板を台にのせ足で固定する／鋸をとり切る	鋸へ手をのばす／鋸をつかむ／運ぶ（同時に左手もつかむ）／刃先を合わせる／鋸引き／運ぶ（左手ははなす）／鋸をおく	肩関節屈・伸／肘関節屈・伸／手関節中間位／手指屈曲位／母指内転位
	加工	切断			
	接合	鉋削り			
	塗装				

図8-3 作業区分の段階

基本事項

移動距離 (m)	記号	作業内容	説明
6	⇨	収納庫へ	墨つけをした板は収納庫に保管されている．昨日の作業の続きを行うため収納庫へ歩いていく
	①	材料の板をとる	作業
2.5	⇨	道具棚へ	板をもって歩く．運搬
	②	棚から鋸をとる	作業
2	⇨	作業台へ	板と道具をもって歩く．運搬
	③	鋸引き用足台をとりだす	作業台の下に足台はおいてあり，運搬はなし．作業
	④	板を台にのせ足で固定する	ひとつの作業とみなす
	⑤	鋸をとり切る	鋸を引く・押すという動作の開始

仕事のまとめ	作業の数 ○	5
	運搬の数 ⇨	3
	総歩行距離 (m)	10.5

図8-4 「切断」のプロセス・チャート

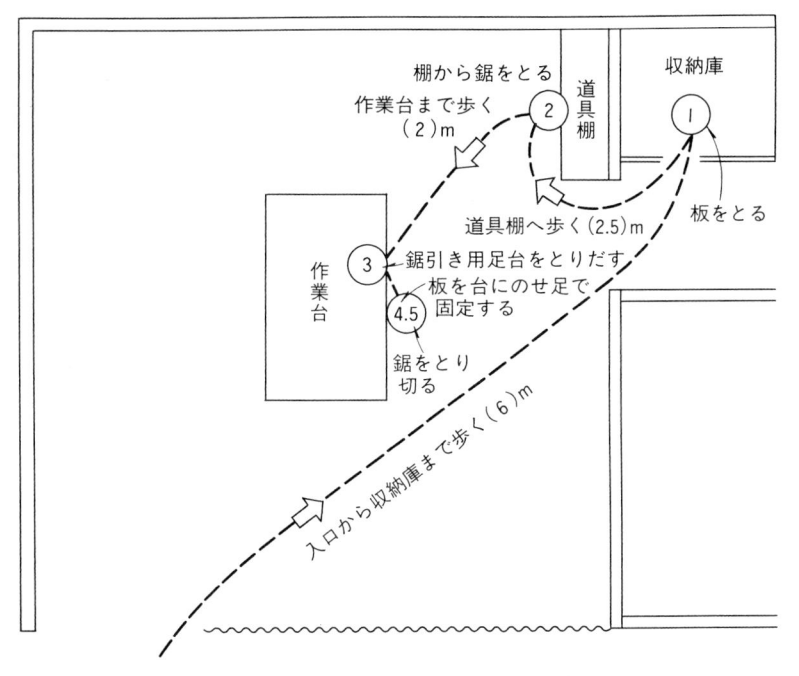

図8-5 「切断」のフロー・ダイアグラム

実 習

（サーブリグ記号）左手　　　　　右手　　　（サーブリグ記号）

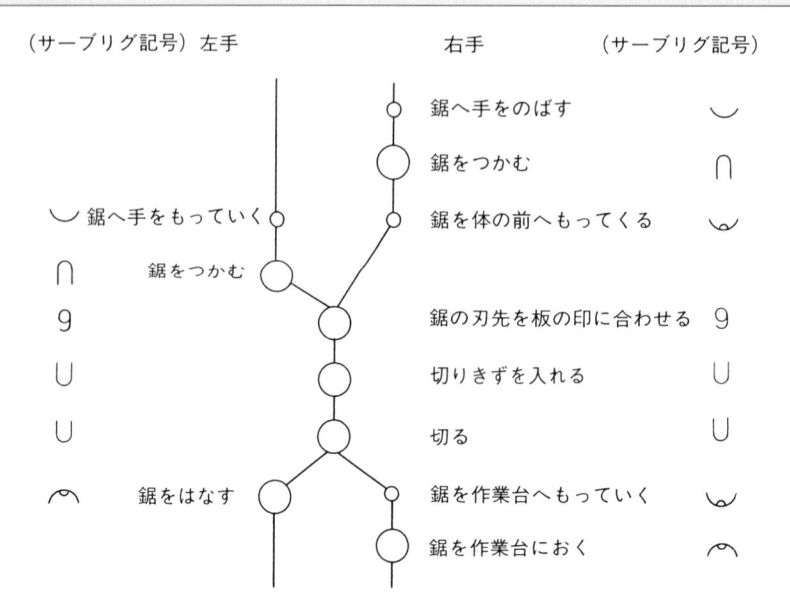

- 鋸へ手をもっていく
- 鋸をつかむ
- 鋸へ手をのばす
- 鋸をつかむ
- 鋸を体の前へもってくる
- 鋸の刃先を板の印に合わせる
- 切りきずを入れる
- 切る
- 鋸をはなす
- 鋸を作業台へもっていく
- 鋸を作業台におく

図8-6　「鋸をとり切る」ときのオペレーション・チャート

開始肢位／コップへ手をのばす（TE）／コップをつかむ（G）／コップを口へもってくる（TL）

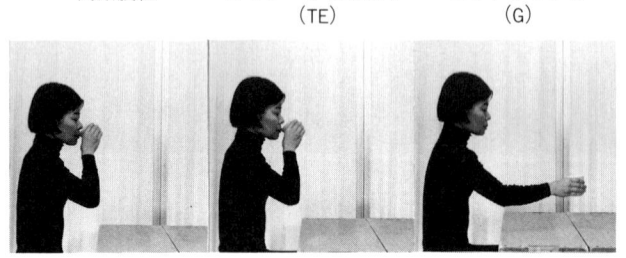

コップを口につける（P）／水を飲む（U）／コップを元の位置へもっていく（TL）

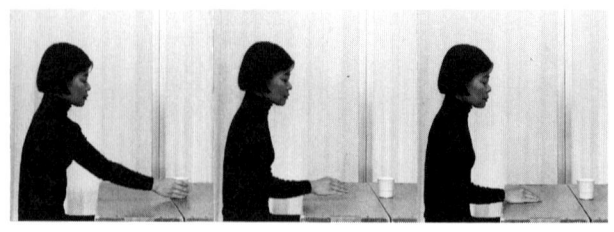

コップを元の位置におく（RL）／手を元の位置へもってくる（TE）／手を元の位置におく（終了肢位）

図8-7　「コップの水を飲む」連続写真

- コップへ手をのばす
- コップをつかむ
- コップを口へもってくる
- コップを口につける
- 水を飲む
- コップを元の位置へもっていく
- コップを元の位置におく
- 手を元の位置へもってくる

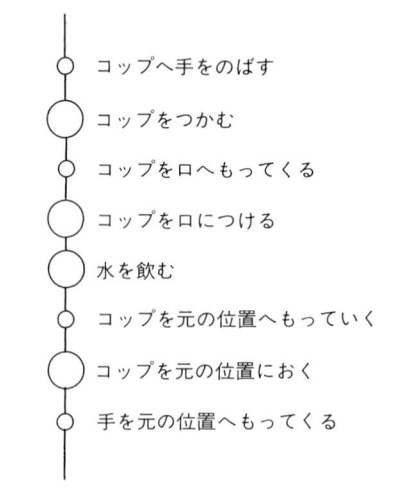

図8-8　「コップの水を飲む」オペレーション・チャート

実 習

実習1　朝食を取る（トーストにバターを塗り，インスタントコーヒーを入れる）

● 実習のねらい ●

1) 日常生活活動（activities of daily living：ADL）を構成する基本動作，動作の連合について，観察を通して詳細を理解する．
2) 日常生活活動のひとつ，朝食（コンチネンタル・スタイルの洋食）を取るときの手順を観察し，記述する．
3) 活動の工程で致命的な誤りと修正可能な誤り，余剰な活動の挿入などを見分ける技能を習得する．

必要な用具

トースター，食パン，インスタントコーヒー・粉ミルク・砂糖（セット），コーヒーカップ，スプーン，皿，バターナイフ．

[実習手順]

1) 5名程度を1グループとする．被験者を1名，検者は2名ずつでABの2組になる．
2) 予備的事項として，はじめに朝食を取るのに必要な操作を，各人がそれぞれのオペレーション・チャートとして記入しておく．
3) 被験者はテーブルの前に座り，検者はやや離れて，前方から観察する．
4) テーブル上には，食パン1枚，インスタントコーヒー（セット）とトースターや皿などを配置しておく．
5) 検者はコンチネンタル・スタイルの朝食を取るように指示する．
6) 検者1は被験者の諸作業をASME記号を用いて記述する．
7) 検者2は被験者の諸作業における左右手の動作について，サーブリグ記号を用い，オペレーション・チャートに記録する．

● 考　察 ●

1) 予備的事項として事前に記したオペレーション・チャートと観察記録は一致しているか，相違点があるとすれば，それは何か．
2) 手順に不可欠な動作の欠如，余剰な動作あるいは不必要に反復した動作があるか．
3) 動作の系列（順序）に誤りはないか．誤りがあれば，その理由を考察する．

実習2　テープレコーダを聞く

● 実習のねらい ●

・身の回りの機器を使用するときの手順において，人々が誤りを犯しやすいことに気づくこと．

必要な用具

・カセットテープレコーダ，電池，カセットテープ（録音済）：クラシックとポピュラーなど4～5個，カセットテープ（新品：未録音）：2～3個．
・録音済カセットテープはラベルなどで内容が分かるようにしておく．

[実習手順]

1) 3名程度を1グループとする．1名は被験者，2名は検者（観察者）である．
2) 予備的事項として，カセットテープレコーダを聴くのに必要な操作を，各人がそれぞれのオペレーション・チャートとして記入しておく．
3) 被験者はテーブルの前に座り，検者はやや離れて，前方から観察する．
4) テーブルの上にはカセットテープレコーダ，電池，カセットテープをばらばらにして置いておく．
5) はじめに検者は被験者に音楽の趣向を尋ねる．
6) 検者は「ここにあるカセットテープレコーダを使って，貴方の好きな音楽を聴いてください」と指示する．
7) 検者は被験者の一連の操作をASME記号を用いて記録する．
8) 検者は被験者の操作における左右手の動作について，サーブリグ記号を用い，オペレーション・チャートに記録する．
9) 数分，音楽を聴いたら，好みの音楽を尋ねる．

実 習

● 考　察 ●
1) 事前に記したオペレーション・チャートと観察記録とは一致しているか．相違点があるとすれば，それは何か．
2) 手順に不可欠な動作の欠如，余剰な動作あるいは不必要に反復した動作があるか．
3) 動作の系列（順序）に誤りはないか．
4) 操作上の誤りについて，どのような種類の誤りがあるかを分類し，それが起こる理由について考察する．

[付録演習]

つぎの課題の作業あるいは動作の系列（順序）を検討し，オペレーション・チャートに記載する．
1) 電話を掛ける
2) 歯をみがく
3) 自動販売機でジュースを買う
4) カレーライスを作る

9 姿　勢

■ 本章の課題 ■

1. 基本的立位姿勢におけるアライメント（alignment）を視察によって確認する．
2. 体重心の測定法を学ぶ．
3. 上肢の運動に伴う予期的姿勢調節について，アライメントの変化および体重心からの垂線（重心線）の移動を通して確認する．
4. いろいろな姿勢のバランス安定性について，重心線（体重心からの垂線）の位置と支持基底との関係から検証する．
5. 姿勢制御に関与する生理学的機構を理解する．
6. 立位姿勢保持のバランス安定性の判定に利用されている臨床の検査法を習得する．

基本事項

1 体重心の定義を確認する

(1) 重心とは，物体があらゆる方向に自由に回転しうる点である．
(2) 体重心とは，身体各部の質量が相互に平衡している点である．
(3) 体重心では，基本矢状面，基本前額面および基本水平面が交差する．
(4) 基本的立位姿勢では，体重心は骨盤内で仙骨のやや前方に位置している．

2 姿勢は体位および構え（定位）で定義される

(1) 体位は身体軸と重力方向との相対的関係であり，背臥位，側臥位などと表現される．
(2) 体位は基本的には臥位，座位，椅子座位，立位に分けられる．それらから多くの応用姿勢が派生する．
(3) 構えは身体各部位の相対的位置の関係であり，頸30°伸展位，右上肢90°外転位などと表現される．
(4) 膝立ち位とブリッジ位は，体幹や下肢の構えが同じで，体位が異なっている（図9-1）．

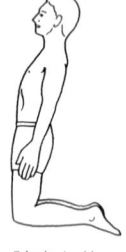

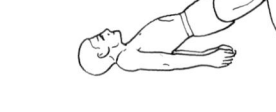

図9-1 膝立ち位とブリッジ位
膝立ち位およびブリッジ位の主要な関節角度は一致する（構えが同じ）．重心線は前者は上下方向，後者は腹背方向となる．

3 基本的立位姿勢とゼロ肢位

(1) 基本的立位姿勢（fundamental standing position）とは，立位姿勢で顔面を正面に向けて，両上肢は体幹に添って下垂し，前腕の橈骨縁が前方を向き，下肢は平行して接し，両足をそろえて足指が前方を向いた直立位である．
(2) 基本的立位姿勢で，前腕を回外位にして手掌を前方へ向けた直立位を解剖学的立位姿勢（anatomical standing position）という．
(3) 基本的立位姿勢で四肢が同一前額面に位置している肢位を中間位（中立位：neutral position）という．中間位は関節可動域表示，そのほかの検査で開始肢位として用いられ，ゼロ肢位（zero position）あるいは中間ゼロ肢位（neutral zero position）とも呼ばれている．
(4) 日本整形外科学会と日本リハビリテーション医学会（1995）が制定した「関節可動域表示ならびに測定法」では，肩関節と股関節に関して一部の例外はあるが，中間位を基本肢位（fundamental position, neutral zero starting position）としている．

4 姿勢の安定性に関与する要因を理解する

(1) 安定性（stability）とは，平衡状態からの変位に対する物体の抵抗である．
(2) 立位肢位を保持しているとき，多くの要因が安定性に関与している．
 ① 体重心の高さ
 ② 支持基底の広さ
 ③ 体重心からの垂線（重心線）の支持基底内の位置
 ④ 質量（体重）
 ⑤ 床面の摩擦抵抗
 ⑥ 分節構造の体重心（構えと重心線の関係）
 ⑦ 心理的要因
 ⑧ 生理的要因

5 姿勢の調節や保持に働いている反射，反応を確認する

(1) 抗重力機構
(2) 立ち直り反射
(3) バランス反応

実 習

実習1 体重心の測定

●実習のねらい●
1) 体重計を用い，てこの原理を応用して体重心の位置を計測する．
2) 基本的立位姿勢における自分の体重心の位置と標準値とを比較する．

必要な用具
およそ 200×40×5 cm の長方形の板，ウェッジ2個（大，小），体重計，水準器，巻尺．

［実習手順］
1) 5名程度を1グループとする．被験者はランニングシャツ（あるいはTシャツ），ショートパンツを着用する．
2) 被験者の体重（K）を計測する．体重計は以下の計測でも同じ器具を使用する．
3) 図9-2 のようにウェッジ，板および体重計をセットする．水準器を用いて板の水平を確認する．
4) 被験者は板上で背臥位（中間位）になる．
5) 背臥位の姿勢で身長を計測する．
6) 足側ウェッジの位置（A），頭側ウェッジの位置（B），足底の位置（C），頭頂の位置（D），体重心の位置（G）を図9-2 にしたがって定義する．
   ①AC 間，AB 間の距離を計測する．
   ②体重計の指標が安定したら，読み（W）を記録する．
   ③AB×W＝AG×K から AG を計算によって求める．
   ④AG－AC＝CG から足底から体重心までの距離を求める（表9-1）．

表 9-1 体重心測定時の計測値

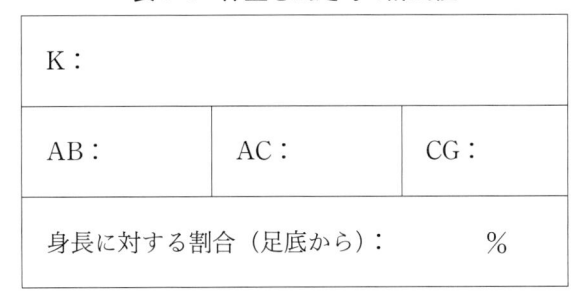

K：		
AB：	AC：	CG：
身長に対する割合（足底から）：		％

●考 察●
1) この実習で原理として利用した「てこの種類」は何か．
2) 体表解剖学的指標で体重心の位置を推定することは可能か．その精度はどうか．
3) 体重心の位置（身長に対する割合：％）に性差があるかどうか検討する．

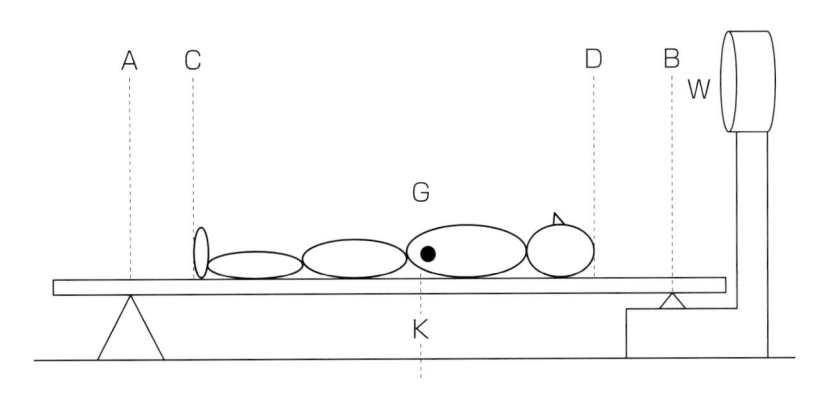

図 9-2 体重心測定の模式図

実 習

実習2 立位姿勢のアライメント

● 実習のねらい ●
1) 基本的立位姿勢の理念型（ideal type）を理解する．理念型とは，ある頻度の高い現象の純粋類型として科学的に構成される理念的な意味やモデルである．
2) 理念型のアライメントを判定する指標を習得する．
3) 理念型におけるアライメントは重心線とおよそ一致することを確認する．
4) 上肢の肢位を変えることで生じるアライメントの変化が記載できるようになる．

必要な用具
錘糸（あるいは座標参照用ポール）．

[実習手順]
5名程度を1グループとする．被験者はランニングシャツあるいはTシャツとショートパンツを着用する．被験者1名，検者2名とする．

・後面のアライメント
1) はじめ，被験者は壁面に向かって基本的立位姿勢を保持する．検者①は被験者の後頭隆起に一致するようにして錘糸をたらす（錘糸を上からたらしておいて，被験者を誘導して，後頭隆起と錘糸とを一致させてもよい）．
2) 検者②はおよそ5m離れて，片目で観察し，錘糸が表9-2の指標と一致しているかどうか，ずれている場合は左右のどちらにずれているかを記録する．なお，指標とする部位にはビニールテープ小片を貼付すると観察は容易になる．

・側面のアライメント
1) 被験者は壁面に左（右）側を向けて基本的立位姿勢を保持する．検者①は被験者の右（左）耳垂に一致する錘糸をたらす（錘糸を上からたらしておいて，被験者を誘導して，右（左）耳垂と錘糸とを一致させてもよい）．
2) 検者②はおよそ5m離れて観察し，表9-3の指標と錘糸との関係を記録する．
3) 側面のアライメントについて，身体の緊張を緩めたとき，および緊張したとき（気を付け：直立不動）の異同をチェックする．

● 考 察 ●
1) 理念型と比べて，ずれが大きい指標はどれか．

表9-2 後面（背面）のアライメント

	左　一致　右
1. 後頭隆起	
2. 椎骨棘突起	
3. 殿裂	
4. 両膝関節間の中心	
5. 両内果間の中心	

表9-3 側面のアライメント

	後　一致　前
1. 耳垂（後部）	
2. 肩峰	
3. 大転子*	
4. 膝関節前後径の前1/3	
5. 外果の前方	

* 手部と重なるため，大転子部に一致する手背部にビニールテープを貼付する．

実 習

2) 体型を細身型と肥満型とに区分した場合，指標の位置に違いがあるか．
3) 弛緩した姿勢，緊張した姿勢には，アライメントにどのような特徴があるか．
4) 理念型のアライメントが重心線に一致すると仮定した場合，股関節，膝関節および足関節に加わる重力による関節モーメントはどのように働いているか．
5) よい姿勢について，その判定に関する諸基準を検討する．

実習3　片側上肢外転位におけるアライメントと体重心の垂線（重心線）

● 実習のねらい ●

構えや支持基底の変化によるアライメントの変化を理解する．

必要な用具

座標参照用図面（縦横2m程度の白紙に10 cm間隔の縦線と横線を描いたもの）を壁面に貼付する．重り（1 kg，2 kg，5 kg，その他），床反力計あるいは重心動揺計（いずれもなければ体重計2個）．

[実習手順]

・基本的立位姿勢のアライメントの変化

1) 実習2に続けて実施するのがよい．
2) 被験者は座標参照用図面を貼付した壁面に向かって基本的立位姿勢となる．検者は，座標縦線（Y）軸の1本と後頭隆起とが一致するように被験者を誘導する．
3) 被験者は検者の合図にしたがって，片側上肢90°外転位にする．検者はおよそ5m離れて観察し，頭頂や後頭隆起，そのほかの指標のずれを記録する．
4) 外転する上肢の手にいろいろな重りを保持した場合，重りと頭頂の正中線（Y）からのずれ（距離）との関係を図表に描く．
5) 床反力計（あるいは重心動揺計）があれば，これらの課題を床反力計の上に立って行い，両足圧中心の位置変化についても記録する．

・支持基底の変化

1) 被験者は床反力計上で立位姿勢をとる．床反力計がない場合，2個の体重計を壁面に向けて平行に置き，被験者は両方の体重計に左右の足を載せて立位姿勢になる．
2) 両足内側の距離をいろいろと変え，重りを持って片側上肢を90°外転位に保持する．
3) 床反力計の場合，検者は両足圧中心位置の変化を記録する．
4) 2個の体重計の場合，2名の検者が同時に左右の体重計の目盛りを読み，記録する．

　2個の体重計の数値から，てこの原理を用いて重心線の位置を求める．
5) 別の検者が頭頂のずれた距離を記録する．

● 考 察 ●

1) 両足圧中心は，左右方向に関して支持基底の中央に位置しているか．
2) 片側上肢外転位では，重り負荷によって両足圧中心位置はどのように変化するか．
3) アライメントの変化と両足圧中心位置との関係について考察する．
4) 両足を広げて支持基底が左右に拡大すると，両足をそろえた場合と比べ，片側上肢外転位や重り負荷による両足圧中心位置の移動にはどのような変化が生じるか．その理由を考察する．

実 習

実習4 立位姿勢の不規則性と不安定性

●実習のねらい●

1) 体重心の動揺を定量的に測定する方法を習得する．
2) 姿勢動揺の検査に利用される課題は，①支持基底の大きさを変える，②随意的に体重を移動する，③視覚を遮断する，に分けられる．
3) 立位姿勢の不規則性（unsteadiness）と不安定性（instability）の相違を理解する．
4) 立位姿勢の保持に対する支持基底の大きさ，足底の皮膚感覚あるいは視覚の影響を理解する．
5) ロンベルク指数の意味を理解する．

必要とする機器

重心動揺計（あるいは床反力計と姿勢動揺パラメータ計算用ソフト），氷水を入れた洗面器，タオル．

[実習手順]

1) 6名程度を1グループとする．
2) 被験者は重心動揺計上で両足を軽く開いて楽な立位姿勢となる（自然開脚立位）．
3) 重心動揺計は，①両足圧中心位置（center of feet pressure：COP）の平均値，および②計測時間内の両足圧中心累積移動距離（sway path：SP），が得られるようにセットする．計測時間は10 secあるいは30 secに設定する．
4) 被験者の眼前およそ3 m，眼線の高さのところに直径5 cm程度の円形指標を掲げ，これを被験者に注視してもらう．
5) 姿勢が安定したら計測を開始する（**表9-4**）．
6) 被験者は両足をそろえた姿勢で立位姿勢となる（ロンベルク姿勢：Romberg posture）．
7) 立位姿勢が安定したら，できるだけ静止姿勢を維持するように指示し，①開眼の条件で計測する．つづけて②閉眼の条件（「眼を閉じて」と指示する）で計測する（**表9-5**）．

表9-4 立位姿勢（自然開脚立位）のSP

SP(cm/10 sec)	

表9-5 ロンベルク試験

	開眼	閉眼
COP前後(cm)		
COP左右(cm)		
SP(cm/10 sec)		

8) ロンベルク指数（Romberg quotient：RQ）を次式によって求める．
   RQ＝SP(閉眼)/SP(開眼)
9) 被験者は椅子に座り，氷水を入れた洗面器に両足を足首までつける．1 min以上経過したら，両足を出してタオルで拭き，重心動揺計上に立つ．
10) 検者は開眼の条件で直ちに計測を始める．
11) 再度，両足を足首まで氷水に入れ，同様にして閉眼の条件で計測する（**表9-6**）．

表9-6 足部の冷却（感覚鈍麻）とSP

	開眼	閉眼
冷却前SP(cm/10 sec)		
冷却後SP(cm/10 sec)		
SP差(cm/10 sec)		

実 習

12) 被験者は開眼の条件で，体重を前・後・左・右の4方向へ移す．はじめに楽な立位姿勢で計測する．その後，検者は体重を移すべき方向をランダムに指示する．被験者が傾いたままの姿勢を保持しているあいだの重心動揺を記録する（COP test）．それぞれ2回繰り返す．COP 平均値の小さいほうをデータとする（表9-7）．

表9-7 COP 検査

	前	後	左	右
COP 前後(cm)				
COP 左右(cm)				
SP (cm/10 sec)				

13) 前後径および左右径を計算する．
　　前後径：cm，左右径：cm，前後径×左右径＝XY 面積（XY area：cm^2）

14) SP が大きいことを立位姿勢の「不規則性」，XY 面積が狭いことを「不安定性」と呼んでいる（Murray et al. 1975）．

● 考 察 ●

1) 自然開脚立位およびロンベルク姿勢の SP を比べ，支持基底の広さと SP との関係について考察する．
2) ロンベルク姿勢における SP に対する閉眼，足冷却あるいは両者の影響について，姿勢のバランス安定性に関与する感覚系との関連から考察する．
3) 視覚遮断と足底の感覚鈍麻とでは，SP に及ぼす影響は相違するか．
4) 各被験者が報告する主観的なバランス低下と SP との関連はあるか．
5) 前後左右に体重を移した（体重移動）とき，前後径と左右径では，どちらが大きいか．SP 値はどのようになるか．
6) 各人の立位姿勢の「不規則性（SP）」と「不安定性（XY area）」とに関連があるか．
7) 体重移動前の COP および SP を基準として，前後左右方向への COP の移動距離とそれぞれの SP とに何らかの関連はあるか検討する．
8) 立位姿勢の不規則性と不安定性について，バランス保持の機能という面から考察を加える．

実習5　機能的リーチ検査

● 実習のねらい ●

1) 臨床場面で利用できる立位姿勢のバランス不安定性を検出する検査法を習得する．
2) この検査法は転倒の危険性(risk)がある高齢者のスクリーニングを目的に開発された（Duncan et al. 1990）．

必要な用具

物差し，セロテープ，マジックペン．

［実習手順］

1) 5名程度を1グループとする．
2) 被験者の身長および上肢長を計測する．
3) 被験者は壁面に平行に添うようにして，両足は肩幅だけ広げた立位姿勢となる．動作を行う上肢を壁面側とする．
4) 壁面側の肩関節を90°屈曲位として前方へ伸ばす．検者は被験者の中手指節関節部にマークをつけ，それと対応する壁面にテープを貼付する（図9-3）．
5) 被験者は両足を動かさずに，立位姿勢を保持して，前方へ向かってできるだけ手先を伸ばす．

実 習

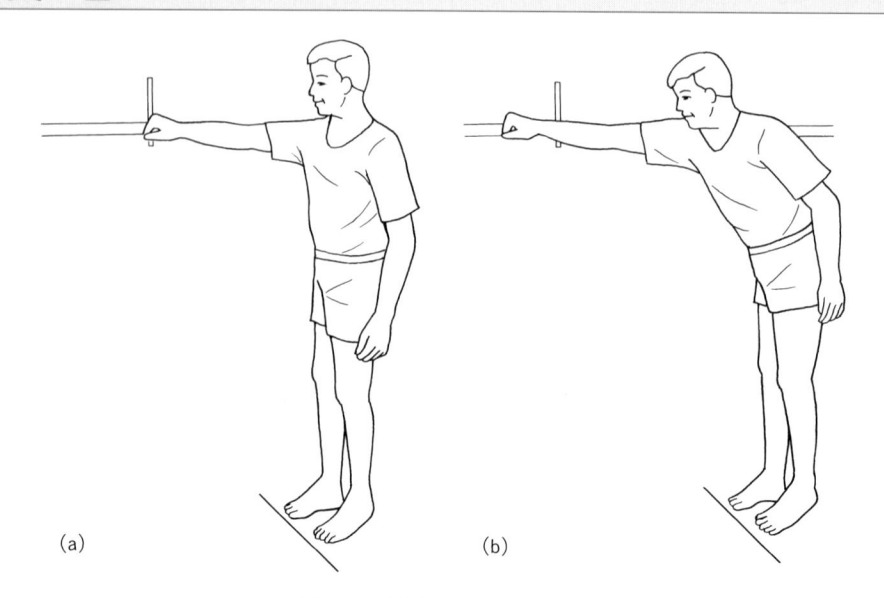

図 9-3 機能的リーチ検査
a：被験者は両足を肩幅だけ広げた立位姿勢となり，肩関節 90° 屈曲位とする．
b：両足を動かさず，立位バランスを維持して，前方へ向かって，できるだけ手先を伸ばす．

6) 被験者は，これ以上は無理というところで検者に合図する．検者はマークに対応する壁面にテープを貼付する．
7) 2つの貼付したテープの間隔を計測する（リーチ距離）．
8) 身長：上肢長，身長：リーチ距離，上肢長：リーチ距離の関係を図示する．

● 考 察 ●
1) リーチ距離は身長あるいは上肢長と相関があるか．
2) リーチ距離は，実習4の立位姿勢の「不規則性（SP）」や「不安定性（XY area）」に関連があるか．それぞれの関係を図示して考察を加える．

実 習

実習6　立ち直り反射と傾斜反応

●実習のねらい●

1) 床面が傾斜していたり，突然傾いたりしたときの姿勢変化を視察する．
2) 体重心の他動的な移動が起こったとき，姿勢を保持する生理学的機構を理解する．
3) 立ち直り反射（righting reflex）や傾斜反応（tilting reaction）の検査法を習得する．

必要な用具

バランスボード，ベンチ．

[実習手順]

1) 5名程度を1グループとする．被験者1名，検者数名を必要とする．
2) 被験者は水平に保たれたバランスボード（あるいはベンチ）上で以下の姿勢をとる（図9-4）．
   ①立位
   ②座位
   ③四つばい位
3) 検者1はゆっくりとバランスボードを傾ける．検者2はバランスボードが動いているとき，および傾斜した位置で止まっているときに，姿勢の変化を観察する．被験者には，バランスボードがどちらの方向に傾くかを知らせない．
4) バランスボードを傾ける速さを変えて，動いているときの姿勢変化を観察する．ただし，傾斜角度は同じ程度にする．
5) 観察した身体運動や姿勢変化を記述する（表9

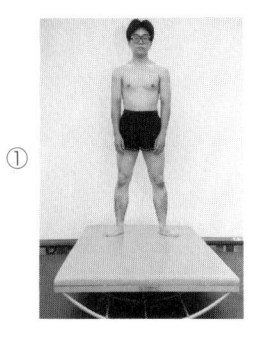

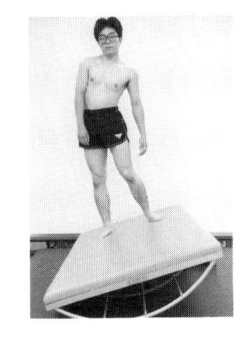

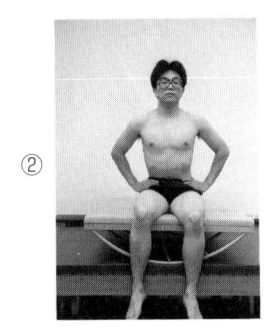

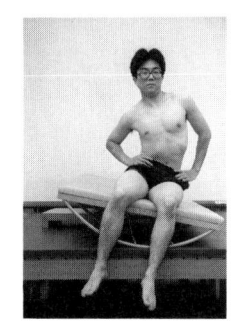

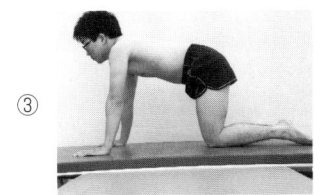

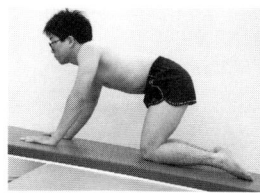

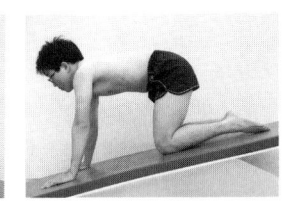

図9-4　バランスボードを用いた種々の姿勢

実　習

表 9-8　姿勢の運動分析

	ボード運動中				ボード停止中			
	頭部	体幹	上肢	下肢	頭部	体幹	上肢	下肢
立位								
座位								
四つばい位								

-8).

● 考　察 ●

1) バランスボードが動いているときの身体運動にかかわる感覚受容器をあげ，その生理学的機構を考察する．
2) このときの身体運動を目的論的に描写する．
3) このような身体運動を起こす筋群とその収縮様態について考察する．
4) バランスボードが傾いた位置にとどまっているとき，被験者の姿勢を定めている生理学的機構は何か．

10 歩 行

■ 本章の課題 ■

1. 病的歩行の記述の前提になる，成人の正常歩行の観察法を習得する．
2. 臨床的歩行試験（10 m 歩行テスト）に習熟する．
3. 歩行速度，重複歩長（距離）や歩幅，重複歩周波数（歩行率）を計測する．
4. 自由歩行において，歩行比（歩幅/歩行率）一定の歩行パターンが速度によらず保たれることを知る．
5. デジタルビデオカメラを用いて，歩行の運動学的変数を計測する方法を学ぶ．
6. 歩行の1周期における立脚相，同時定着時期，遊脚相を計測する．
7. 歩行時の床反力の計測から得られる情報を理解する．

基本事項

1. 歩行は周期的な運動であり，歩行の周期性は下肢の運動を基準にして記述する．片側の踵が接地して，つぎに同側の踵がふたたび接地するまでの動作を重複歩といい，接地から接地までの距離が重複歩長（距離）である．1重複歩に要する時間が歩行周期である．歩行周期の逆数，すなわち単位時間当たりの重複歩歩数を重複歩周波数という．

2. 正常歩行のリズムの変動はきわめてわずかであり，左右の周期性の違いも小さい．この場合には1歩の長さ，すなわち重複歩長の1/2を歩幅といい，単位時間当たりの歩数すなわち重複歩周波数の2倍を歩行率（ケーデンス，歩調）という．

3. 歩行速度（m/min）＝重複歩長（m）×重複歩周波数（strides/min）の関係がある．正常歩行では，歩行速度（m/min）＝歩幅（m）×歩行率（steps/min）の関係が成り立つ．この関係を用いて，歩行速度と歩幅の測定から歩行率を計算することができる．

4. 歩行周期は立脚相と遊脚相に分けられ，両側下肢とも立脚相のときを同時定着時期（両脚支持期）という．立脚相は1周期の約60%を占める．

5. 歩行1周期において，関節運動や重心位置の周期的変化を計測分析することを歩行の運動学的分析という．

6. 歩行には全身の多数の筋活動が関与し，筋活動の量とタイミングも周期的に変動する．

7. 床反力計を用いて，立脚期における足圧中心と，そこに働く床反力の大きさと方向の変化を知ることができる．

8. 歩行を測定するとき，速度を一定に保つ以外は被験者が自由に行う歩行を自由歩行と呼ぶ．そのうち，好みの速さによる歩行を自然歩行，あるいは通常速度歩行という．指定された歩幅あるいは歩行率によって歩く歩行が強制歩行である．

9. 自由歩行では，歩幅/歩行率（＝歩行比）が広い速度範囲で一定に保たれる．これが自由歩行の最も基本的なパターンを表す．このパターンの歩行では，同じ速度の強制歩行に比べて，エネルギー効率（1m当たりのエネルギー消費量）が最適になることが知られている．

実 習

実習1　10m歩行テスト

● 実習のねらい ●
1) 特別の機器を用いずに歩行の速度，歩幅，歩行率が測定できるように，広く臨床に使用されている10m歩行テストを実習する．
2) 歩行速度，歩幅，歩行率およびこれらの相互関係について理解する．
3) 多数の被験者について運動条件（歩行速度）を統制してテストを繰り返し，広い速度範囲にわたって歩幅と歩行率のデータを収集する．
4) 変動する2変数の関係を知るために，データの散布図を作成する．歩幅および歩行率と速度との関係を散布図から読み取る．
5) 歩幅と歩行率の比（歩行比）から，自由歩行の歩行パターンを理解する．
6) 自由歩行（動作としての歩行）と強制歩行の違いを知る．

[必要な用具]

巻尺，ストップウォッチ，付箋，ビニールテープ．

[実習手順]

歩行路の設定，歩行の観察，テストと記録
1) 10名程度を1グループとして実習する．全員が被験者となり，また交代で検者を経験する．
2) 水平な床面に10m間隔でテープを貼り，スタートおよびゴールラインとする．この間の歩行速度を一定に保つために，テープの外側に3mずつの余裕を持たせて，長さ16mの歩行路とする（図10-1）．被験者には歩行路をできるだけ一定の速度で歩くように指示する．
3) テストに先立ち歩行を全員で観察する．被験者はスタートライン3m手前から直線的に歩行を開始し，ゴールのマークを意識しないで通過し，さらに3m歩いて停止する．速度を変えて歩行を繰り返す．つぎに，意識して大股に，あるいは小刻みに歩く強制歩行も試み，自由歩行との違いを観察する．
4) テストは自由歩行として，速度を普通の速さ（natural or preferred speed），これよりも速く（fast），および遅く（slow）の3段階に変えて，各被験者が合計3試行歩く．速度は口頭で指示し，初めに自然速度で，その後に速くあるいは遅く歩く．データの速度範囲が広くなるように，自然速度に比べてかなり速くあるいは遅く歩くようにする．
5) 検者を3名選ぶ．検者①は被験者とともに歩き，被験者の足先がスタートラインを横切ってからゴールラインを横切るまでの時間をストップウォッチで測定する．検者②はスタートラインの脇に控えて，スタートラインを越えた被験者の最初の踵接地の位置を記憶して，被験者が通り過ぎた直後にこの点に付箋を貼る．ゴールラインに控えている検者③は，ゴールラインを越えた最初の踵接地の位置に同様に付箋を貼る．検者②は最初の踵接地の時点で「ゼロ」と声に出し，これを基点にして検者③はゴールを越えて接地するまでの歩数を数える．被験者の歩行率に影響を与えないよう，「ゼロ」以降は声を出さずに歩数を数える．

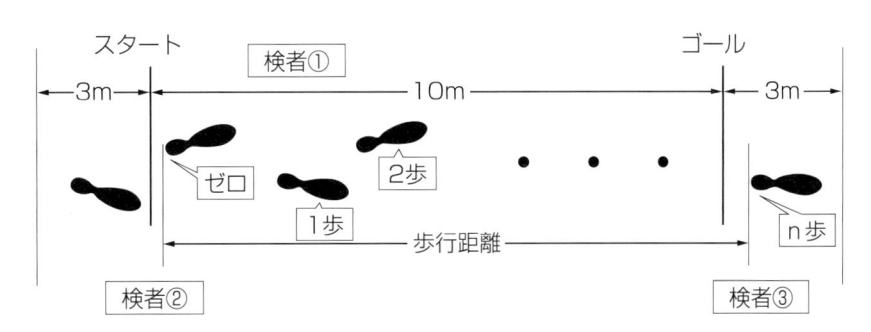

図10-1　10m歩行テストの方法

実　習

歩行が終わると，検者②と検者③は2つの付箋間の距離を巻尺を用いてcm単位で測定する．
6) 10 mの歩行時間，歩数とその歩行距離を記録する．つぎの試行はゴールラインをスタートラインとして，逆方向に歩く．

・データ処理
1) 10 m歩行時間から平均歩行速度（m/min）を算出する．歩数とその距離から，歩行が左右対称だとして，平均歩幅（m）を算出する．歩行速度＝歩幅×歩行率の関係を用いて，歩行率（steps/min）を計算で求める．歩行周期（sec）も計算する（片麻痺患者にみられるように左右非対称の歩行では，重複歩長と重複歩周波数を用いる）．歩行比＝歩幅／歩行率を計算する．
2) 全被験者について，速度条件ごとに速度，歩幅，歩行率，歩行周期および歩行比の一覧表を作成する（表10-1）．速度条件ごとに，平均値と標準偏差を算出する．平均して速度条件ごとに異なる速度で歩いたことを確認する．余裕があれば分散分析の手法でこの点を検定する．
3) 全データを用いて図10-2のような散布図を作り，それぞれ変数間に関係がみられるかどうかを読みとって記載する．

散布図（a）　歩行速度と歩幅の関係
散布図（b）　歩行速度と歩行率の関係
散布図（c）　歩行率と歩幅の関係
散布図（d）　歩行速度と歩行比の関係

● 考　察 ●
1) 自由歩行では，速く（あるいは遅く）歩くことで，歩幅および歩行率がどのように変わるか，作成した散布図（a）および（b）から読み取れることを述べる．歩行では，これら3つの変数が関連しながら変化することを理解する．
2) 散布図（c）は歩幅-歩行率ダイアグラムである．歩行速度＝歩幅×歩行率の関係を用いて，速度＝100 m/minの等速度線を散布図（c）に書き入れる．同様に，80と120（m/min）の等速度線も書き込む．ひとつの試行における歩行速度，歩幅および歩行率の関係が，このダイアグラム上の1点で表されることを理解する．速く歩くとは，この図上で点の分布がどちらに移行することか．同じ歩行速度で歩く場合，意識して大股で，あるいは小刻みに歩くときは，この図上で点の分

表10-1　速度，歩幅，歩行率，歩行周期，歩行比一覧表の例

被験者	速度 (m/min)	歩幅 (m)	歩行率 (steps/min)	歩行周期 (sec)	歩行比
1					
2					
3					
⋮					
⋮					

実 習

(a) 歩行速度と歩幅
y＝0.004x＋0.412
R^2＝0.832

(b) 歩行速度と歩行率
y＝0.611x＋59.4
R^2＝0.857

(c) 歩行率と歩幅 y＝0.0067x

(d) 歩行速度と歩行比

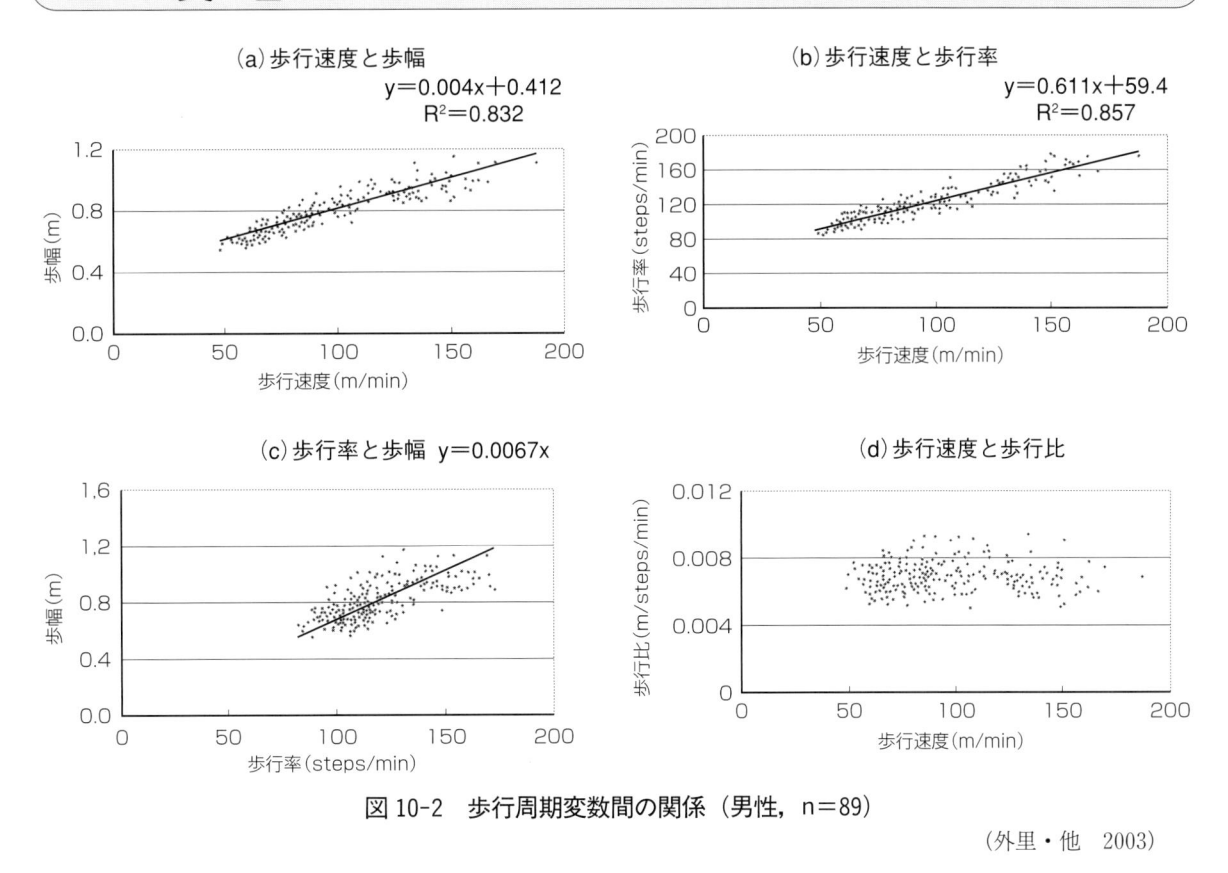

図 10-2　歩行周期変数間の関係（男性，n＝89）

（外里・他　2003）

　布がどちらに片寄るかを調べる．
3) 散布図（c）から，本実習で得られた歩幅と歩行率の間に関係があるといえるか．関係があるとすれば，同一速度での歩幅と歩行率の組み合わせが，自由歩行では特定の組み合わせになっていることを指摘する．
4) 散布図（d）から歩行比と歩行速度に関係が見いだされるか．歩行比が速度によらず一定の場合，原点を通り，傾きが歩行比である直線を散布図（c）に描く．自由歩行における歩幅と歩行率の組み合わせを，この直線との関連で議論する．
5) 通常，臨床で用いられる 10 m 歩行テストは，歩行速度だけを測定する．これに比べて，本実習の 10 m 歩行テストの長所と短所とを考える．

実習

実習 2　歩行の観察

● 実習のねらい ●
1) 測定機器を用いずに観察によって，歩行周期の股，膝および足関節などの運動を記載する．
2) 歩行中の体重心の高さの変化を知る．
3) 歩行の1周期を線画で表現する．
4) 歩行中の筋活動とその活動時期を推測する．

[実習手順]
1) 数名のグループを作り，歩行を観察する．歩行は右下肢の踵接地を起点として，つぎに同じ下肢が踵接地するまでの1周期を観察する．幅10 cmのチェッカーボード（およそ2×2 m）を背景にして歩くことが望ましい．
2) 図10-3に，股，膝および足関節の関節角度変化，さらに骨盤回旋の概略をグラフに描く．関節運動の変化，たとえば屈曲から伸展への変化など，タイミングのポイントを見落とさずに描く．
3) 体重心の高さの変化をグラフに描く．
4) 関節運動を総合して，歩行の右踵接地，足底接地，立脚中期，踵離地，爪先離地および遊脚相を線画で表す．
5) 図10-3に取り上げた筋について，その活動時期を推測して記入する．筋活動の有無を触診により知るとともに，関節運動との関連でその活動の機能を推測する．

● 考 察 ●
1) 踵接地から立脚中期にかけて，股関節は伸展する．これに関連する筋活動と筋の収縮様態を考える．
2) 股関節の内転筋群や外転筋群は立脚相の始めと終りに活動するが，その機能を考える．
3) 前脛骨筋は遊脚相から立脚相への変換時期に活動するが，その機能を考える．
4) 下腿三頭筋は爪先離地に強く活動するが，足関節の底屈運動と関連させてその機能を考察する．
5) 脊柱起立筋は歩行周期全般にわたって活動するが，その機能を体重心の前方移動との関連で考察する．
6) 遊脚相の膝関節屈曲の機能を考える．

実 習

(線画)

歩行周期	(左)		TO	HS	
	(右)	HS			TO
骨盤回旋	右↕左				
股関節	屈↕伸				
膝関節	屈↕伸				
足関節	背屈↕底屈				
体重心の高さ					
背柱起立筋					
股関節屈筋 股関節伸筋					
股関節外転筋 股関節内転筋					
大腿四頭筋 ハムストリングス 前脛骨筋					

TO：足指離地，HS：踵接地

図10-3　1歩行周期における関節運動と筋活動

実　習

実習3　歩行の運動学的分析

●実習のねらい●
1) デジタルビデオカメラを用いて，歩行の周期と関節運動を計測する．
2) 歩行の1周期をスティックダイアグラムとして表し，体幹および両下肢の運動の変化を読み取る．
3) スティックダイアグラムから関節角度を計測し，関節運動と，その相互関係を理解する．
4) 歩行の立脚相，遊脚相，同時定着時期を決定する．

必要な用具
デジタルビデオカメラ，コンピュータと画像取り込みソフト，座標参照用ポール，ビニールテープ，方眼紙，分度器．

[実習手順]
・計測
1) 5名前後を1グループとして，被験者1名を選ぶ，被験者は指標を貼付しやすい体に密着した服装にする．
2) 被験者に指標のビニールテープを貼る．位置は，右の耳垂，肩峰，大転子，膝関節裂隙中央，外果，第5中足骨頭とする．
3) 座標参照ポールを歩行方向に平行に床に置く．
4) 被験者はチェッカーボードの壁に平行に，普通の速度で自然に歩く．撮影者からみて左から右に歩く．ただし，指標を隠さないよう，両上肢は背に組む．
5) 歩行を側面からビデオカメラ（30 frames/sec）に録画する．録画は歩行の連続した3周期を含むようにする．
6) 歩行は3試行を計測する．

・データ処理
1) 録画したビデオテープを再生して，カメラ正面の右踵接地の直前の画面を選び，これを最初のframeとする．ついで，同じ踵がつぎに接地した直後の画面を選び，この間を歩行の1周期とする．
2) 最初のframeを基準に，画像から右の爪先離地（TO），つぎの踵接地（HS）のframe番号を同定してその時間を計測する．同様に，左の爪先離地（TO），踵接地（HS）の時間を計測する．これらの時間経過を図10-4のように方眼紙に記入して，歩行1周期における同時定着時期，左右の単脚支持期を区別する．歩行周期に占める右立脚期の割合を算出する．
3) 右下肢の重複歩距離を計測し，歩行速度を算出して図10-4に記入する．
4) 歩行1周期内の画像を2 framesごとに取り出し，コンピュータソフトを用いて静止画を作成する．保存した静止画を1枚ずつプリントアウトする．
5) 各画像の指標および参照用ポールを方眼紙にトレースし，指標を直線で結んで線画を作成する．右の股関節，膝関節および足関節の関節角度を定義して，分度器を用いて計測し各画像に書き入れる．歩行1周期における各関節角度の変化を一覧表にする．これをもとにして角度-時間グラフを図10-3にならって方眼紙に示す．
6) 各画像のトレースを1枚の方眼紙に重ね書きして，歩行のスティックダイアグラムを作成する．各関節位置をつないでその変化が見えるようにする．

●考　察●
1) 歩行の1周期における矢状面の股関節，膝関節および足関節のそれぞれの運動変化を記述する（右下肢について述べる）．
2) 上記3関節の運動を関連させながら，歩行における関節運動を記述する．
3) 体重心の高さが最大になる時期を推測して述べる．
4) 体幹の運動を記述する．

実 習

被験者：			歩行周期（sec）：		
歩行速度（m/min）：			歩行率（steps/min）：		
歩幅（m）：					

歩行周期 （左）		TO	HS		
（右）	HS			TO	HS
時間（sec）	0				
股関節 角度（度） 屈曲 ↑ ↓ 伸展					
膝関節 角度（度） 屈曲 ↑ ↓ 伸展					
足関節 角度（度） 背屈 ↑ ↓ 底屈					

注：方眼紙上に作成すること

図 10-4　1 歩行周期の関節運動

実　習

実習4　歩行の運動力学的分析

● 実習のねらい ●

1) 床反力計の使用法を習得する．
2) 床反力計から得られる記録を解釈できるようにする．
3) 床反力のパターンと歩行周期の構成要素（表10-2）との対応を理解する．
4) 歩行速度を変えると床反力の記録がどのように変化するかを分析し，その理由を運動力学的に説明する．

必要な用具

床反力計（用具が準備できない場合，図10-7を参照し，床反力のパターンについて考察する）．
（注意事項）
1) 床反力計は前後に3m以上の歩行路があり，床面に埋め込まれて，しっかりと固定されていることが望ましい．床面に置かれただけの床反力計の記録では，計器の振動などによって記録は不正確になることが多い．
2) やむを得ず床面に置くときには，床反力計の上面と高さを合わせた歩行路（傾斜がない，あるいはゆるやかな木製のものがよい）を準備する．

[実習手順]

数名を1グループとする．体重の異なる者によるグループが望ましい．

（実習A）ニュートン「運動の第3法則（作用-反作用の法則）」について

1) 床反力計の前後方向をx軸，左右方向をy軸，垂直方向をz軸とする（図10-5）．
2) 床反力計に貼布されているマニュアルを参照し

表10-2　歩行周期の構成要素

・伝統的定義
　　立脚相（stance phase）
　　　踵接地（heel contact）
　　　足底接地（foot flat）
　　　立脚中期（mid-stance）
　　　踵離地（heel off）
　　　爪先離地（toe off）
　　遊脚相（swing phase）
　　　加速期（acceleration）
　　　遊脚中期（mid-swing）
　　　減速期（deceleration）

・新定義（ランチョ・ロス・アミゴス式）
　　着床初期（initial contact）…………踵接地
　　荷重反応期（loading response）……踵接地から足底接地まで
　　立脚中期（midstance）………………足底接地から立脚中期まで
　　立脚終期（terminal）…………………立脚中期から踵離地まで
　　遊脚前期（preswing）…………………爪先離地
　　遊脚初期（initial swing）……………爪先離地から加速期まで
　　遊脚中期（midswing）…………………加速期から遊離中期まで
　　遊脚終期（terminal swing）…………遊離中期から減速期まで

実 習

　　て，床反力計の較正（calibration）を行う．
3) 床反力計を記録できる状態にして数 min は，そのままの記録を取ってみる．ドリフト（drift：入力 0 の状態であってもペンの位置が徐々にずれる）の有無を確認する（機器が安定した定常状態になっていないとドリフトがおこる．そのため，実習開始のかなり前に電源を入れておくとよい）．
4) 被験者は前方を向いて，床反力計の中央付近に両足を軽く開いて立つ．およそ 10 sec ほど，静止姿勢を保持する．その間，検者は被験者の体重と z 軸の記録が一致しているかどうかを確認する．
5) 被験者は検者の指示および合図にしたがって，①遅く，②速く，の 2 通りの仕方で床反力計の上でスクワット動作を行う．なお，被験者はしゃがみ込んだら，スクワット姿勢を保持する．床反力のパターンが安定したら，検者は立ち上がりの合図を送る．検者は，被験者に行う動作が①，②の

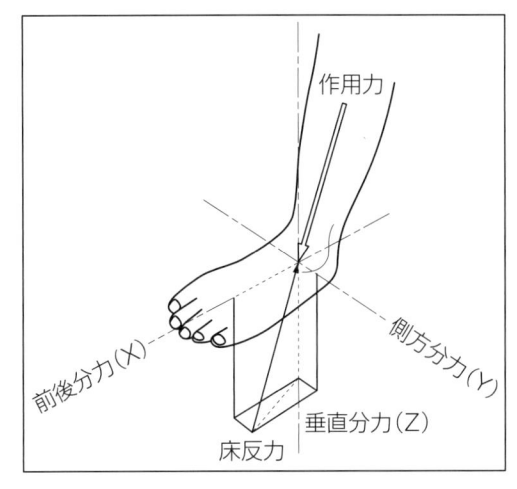

図 10-5　床反力の 3 方向の分力

いずれであるかをあらかじめ指示し，連続する記録が安定していることを確認してから，スクワットの合図を送る．

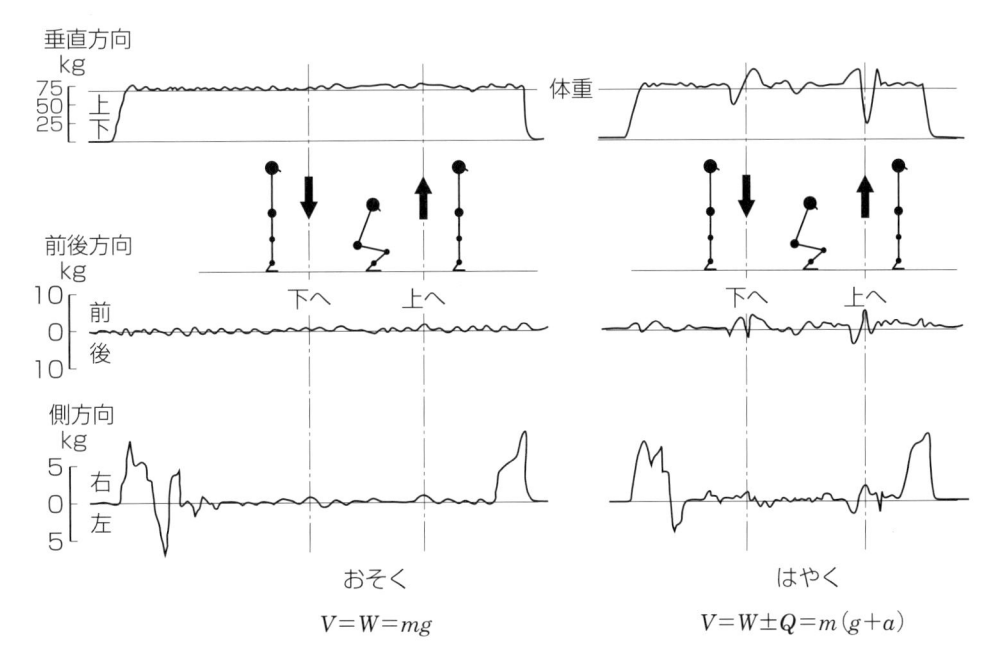

$V = W = mg$　　　　　$V = W \pm Q = m(g + a)$

図 10-6　スクワット動作の床反力

V：床反力，W：重力（体重），Q：慣性力

遅いスクワット動作では，垂直分力は体重に対応する体重線とおよそ一致して，前後分力や側方分力にもあまり変化がない．速いスクワット動作では，垂直分力は大きく増減する波形となる．これは体重心に加わる重力加速度である g は一定であっても，慣性力の加速度 a がスクワット動作に伴って逆方向に作用するためである．

実習

● 考 察 ●
1) 各人の体重と床反力計 z 軸のデータとは一致しているか（不一致の場合，機器の較正をチェックすること）．
2) スクワット動作の速さの違いが床反力とどのような相違をもたらすか．その理由を考察する（図10-6）．

（実習 B）歩行の床反力
1) 被験者は床反力計から，少なくとも 3 m 手前（できれば 5～10 m）から歩行を開始する．検者 3 名は「10 m 歩行テスト」の要領で歩行周期のデータ（速度，重複歩距離，歩行率）を求める．
2) 歩行速度は「遅く」「普通の速さ」「速く」とする．

● 考 察 ●
1) 得られた床反力のパターンを用いて，歩行周期の構成要素との対応を説明する（図10-7）．

　右踵接地によって両脚支持期が始まる．右踵接地の衝撃で垂直分力に小峰（P）が現れる．つづいて，踵を支点とした足関節の底屈によって前峰（P_0）が生じ，足底接地となる．P に対応して，前後分力には前向きの反力（f）が現れる．これは直ちに後ろ向きになり，最大制動力（A_{max}）に至る．垂直分力 P に対応した側方分力には，外向き（右側）の最大値（O_1）が現れる．その後，側方分力は内向き（左側）になり，足底接地となる．

　左爪先離地によって右脚だけの単脚支持期になる．単脚支持期の始めと終わりに垂直分力に 2 つの主峰（P_1, P_2）が現れ，その中間は谷（V）になる．P_1 は重心が上方に向かって加速するとき，P_2 は下方へ向かって減速するときに生じる．V は重心の加速度が上向きに減速され，つづいて下向きに加速されたとき，すなわち重心が最高位に上昇した時期に対応している．歩行速度が速くなり，歩幅と歩行率が大きくなると，相対的に P_1 は大きくなり，V と P_2 は小さくなる（図10-8

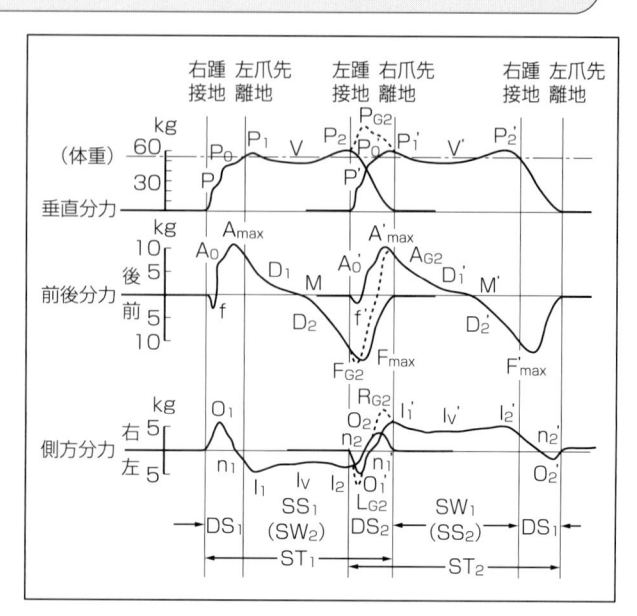

図 10-7 健常成人の床反力パターン
DS：両脚支持期，SS：単脚支持期，ST：立脚相，SW：遊脚相
記録は右踵接地から，ふたたび右踵接地までの 1 歩行周期である．

参照）．前後分力は，重心が前方へ移動するのにつれて，M 点を境にして後ろ向きの制動力が前向きの推進力へと変化する．M 点は重心が支持脚足底の力の作用点（center of foot pressure：COP）を超える時期である．COP が前方へ移動するにつれて，M 点の前後には変曲点 D_1, D_2 が現れる．その後，支持脚の踵離地と前足部を支点とした回転が始まり，爪先離地になる．この間，側方分力は内向きを続けるが，曲線は垂直分力に類似したパターンになり，2 つの極大値（I_1, I_2）およびその間に極小値（I_V）が現れる．

　左踵接地によって両脚支持期になると，体重は後（右）脚から前（左）脚に移り始め，後（右）脚の垂直分力は急速に減少する．前後分力には最大推進力（F_{max}）が生じる．

　A_{max} および F_{max} は，歩行速度が速いほど，大きくなる．側方分力は n_2 で内向きから外向きの反力に転じて，極大値（O_2）になる．

　両脚支持期における重心の加速度の変化は，破線で示した両脚の床反力の合力によって与えられ

実 習

る．垂直分力は極大値（P_{G2}）を生じ，両脚支持期の前半には重心が下降して最低位となり，後半には上昇する．前後分力には逆方向の2つの極大値（F_{G2}, A_{G2}）が現れ，後（右）脚による最大推進力が前（左）脚による最大制動力によって急速に減じられる．側方分力にも2つの極大値（L_{G2}, R_{G2}）が生じ，右脚の内向きの床反力によって重心に作用していた外向きの慣性力，すなわち右向きの加速度は，体重の左脚への移動にともなって，急速に左向きになる．

つづいて右爪先離地となり，右脚は立脚相から遊脚相へと移る．

2) 歩行速度の変化と床反力のパターンの変化との対応を考察する（図 10-8）．

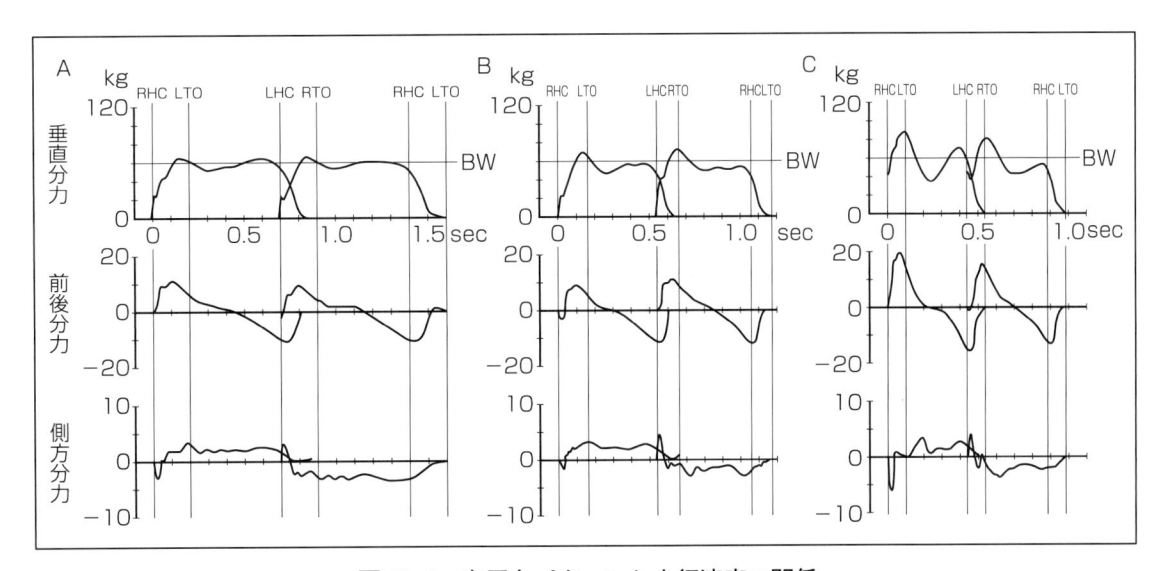

図 10-8 床反力パターンと歩行速度の関係
A：歩幅 60 cm．歩行率 84 steps/min．B：歩幅 70 cm．歩行率 116 steps/min．C：歩幅 80 cm．歩行率 132 steps/min．歩行速度は A：50.4 m/min，B：81.2 m/min，C：105.6 m/min である．

11 運動負荷

■ 本章の課題 ■

1. 心拍数，血圧の測定を習得する．
2. 心電図について基本的知識を習得する．
3. 運動負荷試験について理解を深める．
4. 身体作業能力の測定法を習得する．
5. 歩行運動の効率として，生理的コスト指数の測定法を習得する．

基本事項

1 心拍数 (heart rate : HR)

(1) 心拍数は 1 min の心臓の電気活動を計測したものである．心拍数の測定法として，
  ① 一定時間拍動数計数法：15 sec あるいは 30 sec の拍動数を計数し，1 min の値に換算する．
  ② 一定拍動数時間測定法：3 beats あるいは 5 beats など，一定拍動数に要した時間を測定し，1 min の値に換算する．

(2) 脈拍 (pulse) とは，1 min の血管の拍動を計数したものである．

2 血圧 (blood pressure : BP)

(1) 聴診法：血圧はカフと聴診器を用いた水銀血圧計 (mmHg) で測定される．

(2) 聴診法によって血圧を測定するとき，動脈上に聴取できる音をコロトコフ音 (Korotkoff sound) といい，これを用いて最高血圧と最低血圧を決定する．

(3) コロトコフ音の変化点はスワンの第 1〜5 点に分類されている (図 11-1)．スワンの第 1 点が最高血圧，第 5 点が最低血圧である．

3 心電図 (electrocardiogram : ECG)

(1) 心電図の誘導法には，標準肢誘導，単極肢誘導，胸部誘導がある (図 11-2)．これらの誘導法は，主として安静時の測定法である．

(2) 身体運動中の測定法として，双極誘導法によるテレメータ方式のモニター心電計が利用できる．

(3) 記録器上の較正は，1 mV が振幅 10 mm となるように調整する．記録紙の送りは 2.5 cm/sec が標準である．

(4) CM_5 誘導の電極の位置は，関電極が V_5，不関電極が胸骨上端の胸骨柄，接地電極は右胸部肋骨上である (図 11-3)．

4 負荷心電図 (stress cardiogram)

(1) 運動負荷試験 (exercise test) とは，運動によって心臓や末梢血管系に負荷を加え，安静時には見いだせない潜在性の異常や循環反応を判定する目的で行う誘発試験である．

(2) 運動負荷心電図法は以下の目的で使用されている．
  ① 虚血性心疾患のスクリーニング
  ② 虚血性心疾患の重症度，治療効果の判定
  ③ 運動耐容能 (exercise capacity) の評価
  ④ 不整脈の診断と治療効果の判定

(3) 運動負荷試験には除外対象 (禁忌とされる病態) や試験の中止基準 (終点) があり，緊急時の処理などの医学的知識も必要とされる (表 11-1)．医師によって行われる試験である．

(4) 運動負荷試験の方法には，
  ① 負荷様式として，同量の負荷を継続する単一段階負荷
  ② 負荷量が増加していく漸増式負荷：時間経過につれて負荷強度が階段状に増加する多段階法および直線状に増加するランプ法がある．

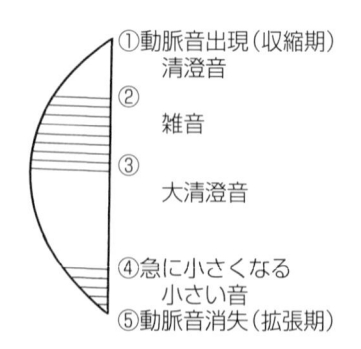

(5) 負荷装置には，マスター 2 階段，トレッドミル，エルゴメーターなどがある．

図 11-1 スワンの点
① 動脈音出現 (収縮期) 清澄音
② 雑音
③ 大清澄音
④ 急に小さくなる 小さい音
⑤ 動脈音消失 (拡張期)

基本事項

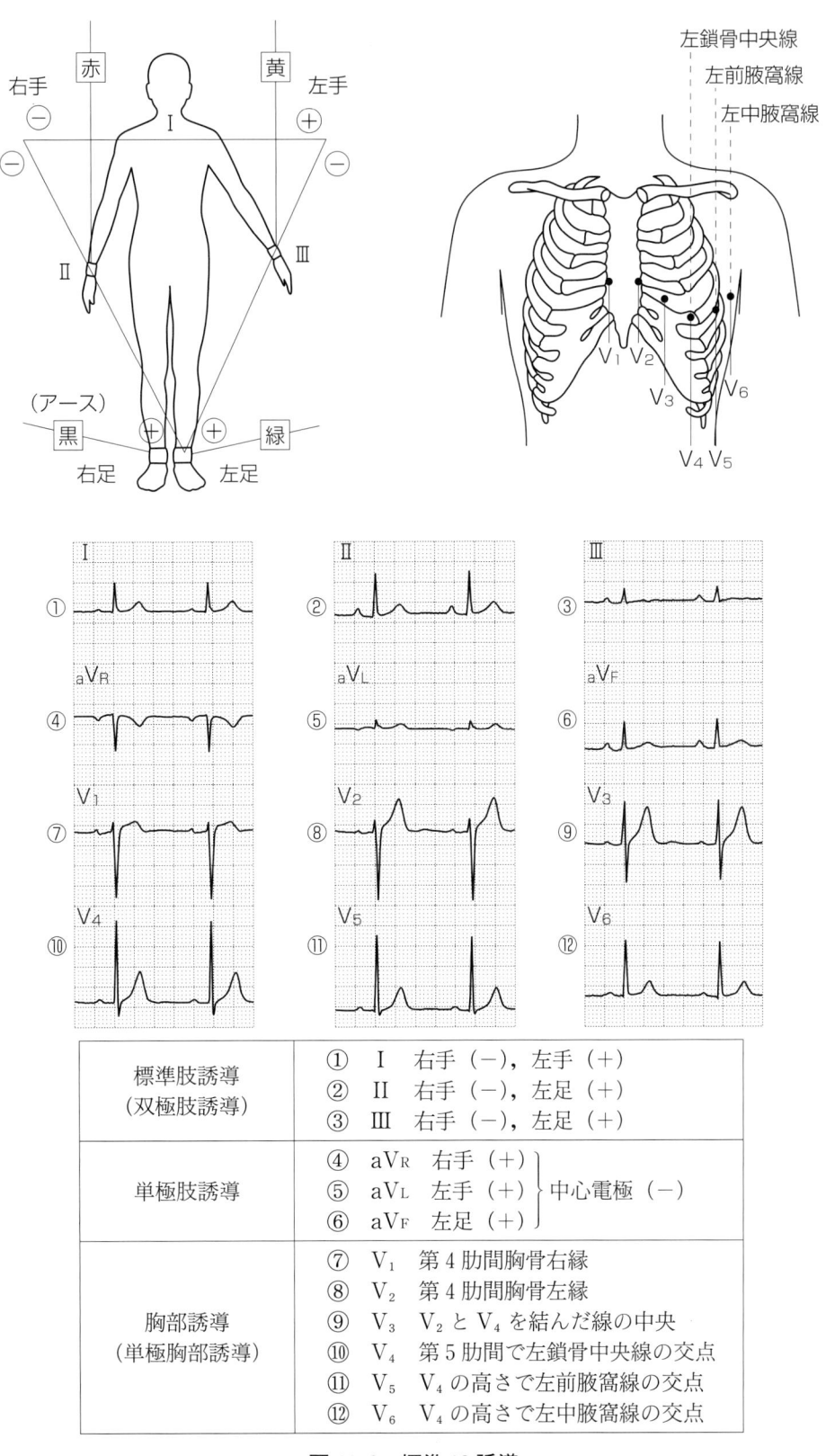

標準肢誘導 （双極肢誘導）	① Ⅰ　右手（−），左手（＋） ② Ⅱ　右手（−），左足（＋） ③ Ⅲ　右手（−），左足（＋）
単極肢誘導	④ aV_R　右手（＋） ⑤ aV_L　左手（＋）　　中心電極（−） ⑥ aV_F　左足（＋）
胸部誘導 （単極胸部誘導）	⑦ V₁　第4肋間胸骨右縁 ⑧ V₂　第4肋間胸骨左縁 ⑨ V₃　V₂とV₄を結んだ線の中央 ⑩ V₄　第5肋間で左鎖骨中央線の交点 ⑪ V₅　V₄の高さで左前腋窩線の交点 ⑫ V₆　V₄の高さで左中腋窩線の交点

図 11-2　標準 12 誘導

基本事項

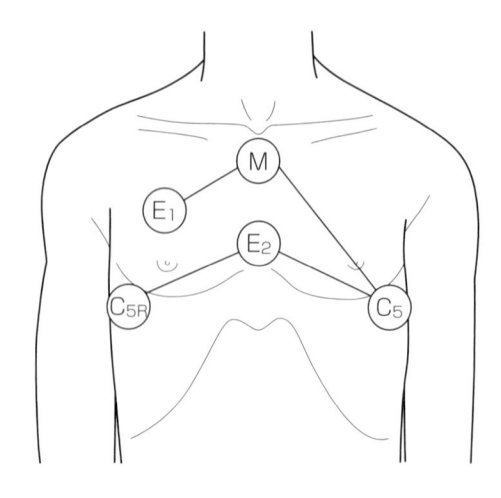

① CM₅ 誘導
  関 電 極：V₅（C₅）
  不関電極：胸骨上端の胸骨柄（M）
  アース電極：右胸骨肋骨上（E₁）
② CC₅ 誘導
  関 電 極：V₅（C₅）
  不関電極：V₅R（C₅R）
  アース電極：胸骨上（E₂）

① CM₅誘導

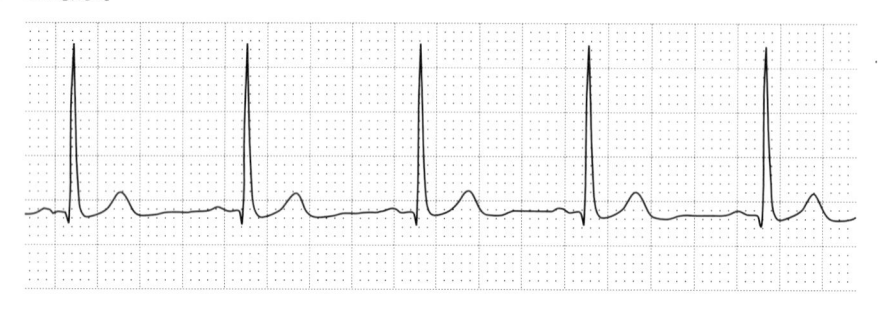

② CC₅誘導

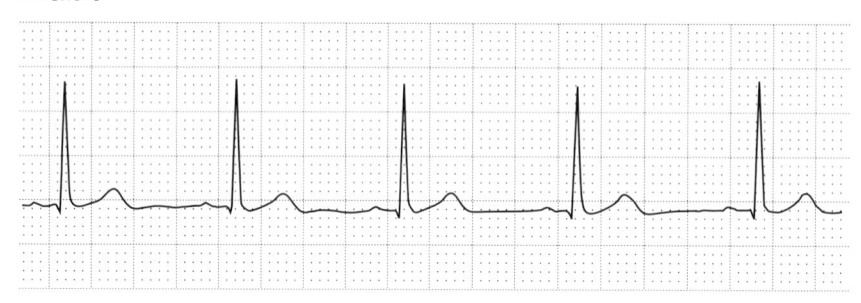

図11-3　胸部双極誘導法

基本事項

表 11-1　運動負荷試験

1) 禁忌とされる病態
1. 不安定狭心症，心筋梗塞発症直後
2. コントロール不良の高血圧症（収縮期 220 mmHg 以上，あるいは拡張期圧 120 mmHg 以上）
3. 中等度以上の大動脈弁狭窄症
4. うっ血性心不全
5. 重症不整脈（コントロールされていない期外収縮，心室頻拍，III 度房室ブロックなど）
6. 頻脈（100/min 以上）
7. 活動性の心筋炎，心内膜炎，心膜炎
8. 新しい塞栓症，血栓性静脈炎
9. コントロールされていない糖尿病
10. 急性全身性疾患・発熱
11. 解離性大動脈瘤
12. 運動禁止が必要な整形外科疾患
2) 中止基準（終点）
1. 自覚症状：進行性に増強する胸痛，強い息切れ，強い疲労感，めまい，ふらつき，下肢の痛みなど
2. 他覚的所見：チアノーゼ，顔面蒼白，冷汗，歩行障害
3. 心拍数：目標心拍数への到達，運動中に生ずる徐脈，なお，目標心拍数は年齢別最大心拍数の 85〜90% とする人が多い．現状では外国人のデータを用いている人が多いが，将来的には日本人の標準値を基に設定する必要がある．また［220－年齢］の簡略式を用いる人も多い．
4. 心電図変化：進行性 ST 下降または上昇（2 mm 以上とする人が多い），心房・心室粗細動，上室・心室頻拍，期外収縮連発，房室ブロックなどの重篤な不整脈発生またはそれが予想された場合，心室内伝導障害の発生
5. 血圧変化：過度の上昇（収縮期血圧 250 mmHg 以上とする人が多い），下降（負荷前値より収縮期血圧 10 mmHg 以上の下降）および運動負荷強度を増しても収縮期血圧上昇が見られない場合

（日本循環器学会・運動に関する診療基準委員会（1989 年度報告）1991，一部改変）

5　身体作業能力（physical working capacity：PWC）

(1) PWC は身体運動能力を物理量（仕事率：watt, W）で表す方法である．

(2) 質点に力（F）が作用して，変位（dr）を生じるとき，スカラー積（F・dr）を，その力がそのとき質点になした仕事（work）という．

　　仕事＝力×距離

　1 g の質量に作用して 1 cm/sec^2 の加速度を生じる力が 1 dyne（ダイン）である．1 kg の質量に作用して 1 m/sec^2 の加速度を生じる力が 1 N（Newton，ニュートン）である．

　1 dyne の力が働いて力の方向に 1 cm 動いたときの仕事が 1 erg（エルグ）であり，1 erg＝1 dyne・cm である．1 N の力が働いて力の方向に 1 m 動いたときの仕事が 1 J（Joule，ジュール）である．

(3) 仕事率（power）は単位時間になされる仕事であり，1 J/sec を 1 W と定義する．

　　仕事率＝（力×距離）/時間（kg・m/sec）

(4) 身体運動に対する生体反応の測定では，酸素摂取量を求めるが，方法上の困難を伴うことも多い．単位時間当たりの心拍数は酸素消費量と直線相関を示すことを利用して，酸素摂取量の代わりに心拍数を用いる．

(5) 作業耐性（work tolerance）は最大酸素摂取量の大きさに比例する．運動負荷に伴う酸素摂取量（$\dot{V}O_2$）と心拍数（HR）とのあいだには，

基本事項

$$\dot{V}O_2 = A \times HR + B$$

が成り立つ．A，Bの絶対値が大きいほど作業耐性（あるいは身体作業能力）は良好と判定される．なお，$\dot{V}$ はガス流量の記号（単位：ml/min STPD）で，STPD（標準状態）は気体が標準温度（0°C），標準圧力（760 mmHg），乾燥状態にあるときの体積である．

(6) 身体作業能力は漸増運動負荷を用いて，ある負荷に対して6 minの運動を持続させ，心拍数が約170/minで定常状態（steady state：心拍数が1 minに10/min以上の差がないこと）に達したときの負荷量を PWC_{170} とする．

(7) 最大心拍数は年齢や性別で異なる．身体作業能力の相対的表示として $PWC_{75\% HRmax}$ を用いる．最大心拍数の75%という運動強度は年齢や性別の影響を受けない．個人の無酸素性作業閾値（anaerobic threshold：AT）にも一致する値である．この条件では，長時間の運動が可能である．

(8) 実際には，複数の異なる運動負荷強度の最大下運動を行い，心拍数と運動負荷強度との関係から，予測最大心拍数の75%の心拍数に対応する仕事率を求め，$PWC_{75\% HRmax}$ とする．PWC_{170} では，同じ関係から心拍数170/minと仮定した場合の仕事率を求める．

6 歩行時の生理的コスト指数（physiological cost index：PCI）

(1) 心拍数を利用した指標のひとつに歩行の生理的コスト指数がある（MacGregor 1979）．

(2) 原法では，被験者はおよそ30 mの8字型歩行路を自然歩行で，速くあるいは遅く歩き，200 mを歩くのに要した時間と歩数を測定する．歩行前の安静時と歩行終了時に心拍数を計測して，

PCI（beats/m）＝［歩行終了時心拍数－安静時心拍数］(beats/min)/歩行速度（m/min）

を求める．

(3) PCIは，患者や障害者は自然歩行で測定できるため，かなりの歩行障害があるときでも利用できる．

7 主観的運動強度（rating of perceived exertion：RPE）

(1) 主観的運動強度とは，運動の身体的負担度を主観的に判断する尺度である（**表11-2**）．

(2) RPEは一定強度の全身運動であって，定常状態が数min以上持続した時点における自覚的な感じを数量化するのに利用される．

(3) RPEは最高心拍数や最大酸素摂取量などによって表される運動強度と相関する．

(4) RPEの10倍値は運動時の心拍数の概算値と一致する．

表11-2 主観的運動（RPE）の15点尺度と %$\dot{V}O_2$max

点 数		%$\dot{V}O_2$max
6		
7	非常に楽である	40
8		
9	かなり楽である	50
10		
11	楽である	60
12		
13	ややきつい	70
14		
15	きつい	80
16		
17	かなりきつい	90
18		
19	非常にきつい	100
20		

（Borg 1985．一部改変）

●●● 演 習

演習 マスター2階段試験
(Master's two step test)

● 演習のねらい ●
1) この演習は医師の指導下で行う実施の供覧および資料の解説である．
2) 運動負荷試験の実際を学習する．
3) 異常心電図について学習する．

[演習手順]
1) 被験者は1名．
2) 指導者（医師）は運動負荷試験の意味について解説しておく．
3) 1段の高さ9 inch（22.5 cm）の2階段を利用する．
4) 年齢，性別，体重により負荷回数表（表11-3）から，被験者の負荷回数を求める．
5) マスター台の昇降を1回（5挙動）として1 min 30 sec 行う．これをシングルという．3 minで2倍の回数を行うことをダブルという．
6) 昇降回数を計算し，メトロノームを合わせる．
7) 被験者はあらかじめメトロノームに合わせて昇降できるように練習する．
8) 1回（5挙動）とは，マスター台への上り（2挙動），方向転換（1挙動），マスター台からの下り（2挙動）である．
9) 心電図を標準12誘導で記録する．ただし，演習ではCM$_5$でもよい．
10) 被験者は椅子に座り，安静5 min後から運動を開始する．
11) 運動時間は1 min 30 sec（シングル）とする．
12) 運動終了後，5 min休息する．
13) 心電図記録は安静開始から4 min後，運動中および休息中は運動開始後30 secごとに記録する．記録はそれぞれ10 secとする．
14) 正常心電図および異常心電図の一部を学習する（図11-4, 5, 6）．

●●● 演 習

表 11-3 マスター台の昇降回数

	体重 (lb)	年　齢												
		5〜9	10〜14	15〜19	20〜24	25〜29	30〜34	35〜39	40〜44	45〜49	50〜54	55〜59	60〜64	65〜69
	40〜49	35	36											
	50〜59	33	35	32										
	60〜69	31	33	31										
	70〜79	28	32	30										
	80〜89	26	30	29	29	29	28	27	27	26	25	25	24	23
	90〜99	24	29	28	28	28	27	27	26	25	25	24	23	22
	100〜109	22	27	27	28	28	27	26	25	25	24	23	22	22
男	110〜119	20	26	26	27	27	26	25	25	24	23	23	22	21
	120〜129	18	24	25	26	27	26	25	24	23	23	22	21	20
	130〜139	16	23	24	25	26	25	24	23	23	22	21	20	20
	140〜149		21	23	24	25	24	24	23	22	21	20	20	19
性	150〜159		20	22	24	25	24	23	22	21	20	20	19	18
	160〜169		18	21	23	24	23	22	22	21	20	19	18	18
	170〜179			20	22	23	23	22	21	20	19	18	18	17
	180〜189			19	21	23	22	21	20	19	19	18	17	16
	190〜199			18	20	22	21	21	20	19	18	17	16	15
	200〜209				19	21	21	20	19	18	17	16	16	15
	210〜219				18	21	20	19	18	17	17	16	15	14
	220〜229				17	20	20	19	18	17	16	15	14	13

	体重 (lb)	年　齢												
		5〜9	10〜14	15〜19	20〜24	25〜29	30〜34	35〜39	40〜44	45〜49	50〜54	55〜59	60〜64	65〜69
	40〜49	35	35	33										
	50〜59	33	33	32										
	60〜69	31	32	30										
	70〜79	28	30	29										
	80〜89	26	28	28	28	28	27	26	24	23	22	21	21	20
	90〜99	24	27	26	27	26	25	24	23	22	22	21	20	19
	100〜109	22	25	25	26	26	25	24	23	22	21	20	19	18
女	110〜119	20	23	23	25	25	24	23	22	21	20	19	18	18
	120〜129	18	22	22	24	24	23	22	21	20	19	19	18	17
	130〜139	16	20	20	23	23	22	21	20	19	19	18	17	16
	140〜149		18	19	22	22	21	20	19	19	18	17	16	16
性	150〜159		17	17	21	20	20	19	19	18	17	16	16	15
	160〜169		15	16	20	19	19	18	18	17	16	16	15	14
	170〜179		13	14	19	18	18	17	17	16	16	15	14	13
	180〜189			13	18	17	17	17	16	16	15	14	14	13
	190〜199			12	17	16	16	16	15	15	14	13	13	12
	200〜209				16	15	15	15	14	14	13	13	12	11
	210〜219				15	14	14	14	13	13	13	12	11	11
	220〜229				14	13	13	13	13	12	12	11	11	10

数字は 1 min 30 sec で昇降する回数，1 回とは 5 挙動（マスター台を昇り（2 挙動），降り（2 挙動），方向転換（1 挙動））である．メトロノームの振り子は上記の数字を 0.3 で除した値に合わせる．［1 lb は 453.6 g］　　（Goldman 1973）

●●● 演 習

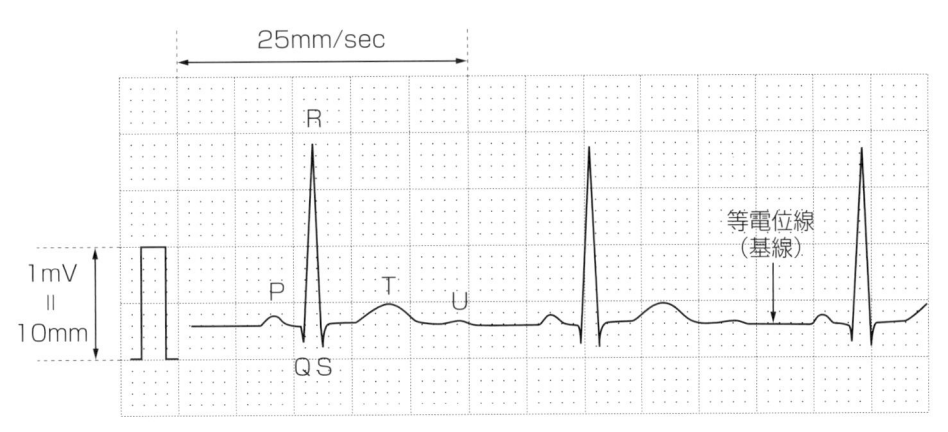

図 11-4 心電図の波形

心電図波形は各誘導によって異なっている．異常のない場合，心電図は心房から心室への興奮伝達過程にしたがって P, Q, R, S, T, U の符号がつけられた波形となる．

P：心房が興奮するときに生じる陽性波
PQ：間隔（P の始めから QRS の始めまでのあいだ）：房室誘導時間（0.12〜0.18 sec）
QRS：心室の興奮するときの波（心室内伝達時間：0.05〜0.08 sec）
TS（S の終わりから T の始めのあいだの平坦部）：初期再分極相（心室内興奮の回復過程の初期）
T：後期再分極相（心室内興奮の回復過程の初期）
QT：時間（QRS の始めから T の終わりまで）：心室の電気的興奮時間（およそ 0.4 sec）
U：最後の波形（その成因は不明）

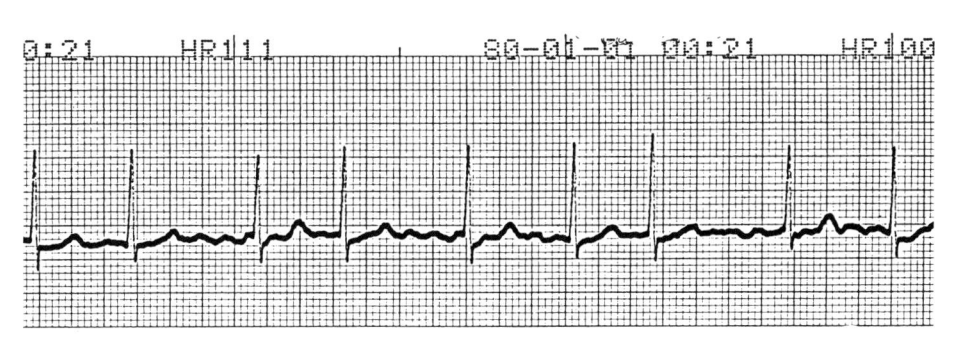

心房細動（R-R間隔が不規則である）

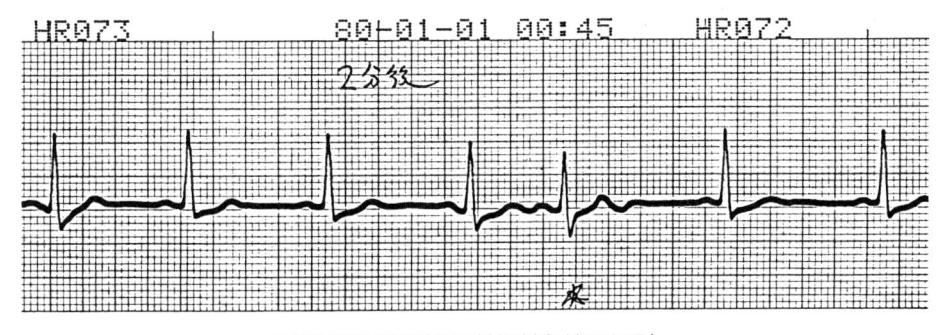

上室性期外収縮（心房性期外収縮である）

図 11-5 異常心電図の波形

演習

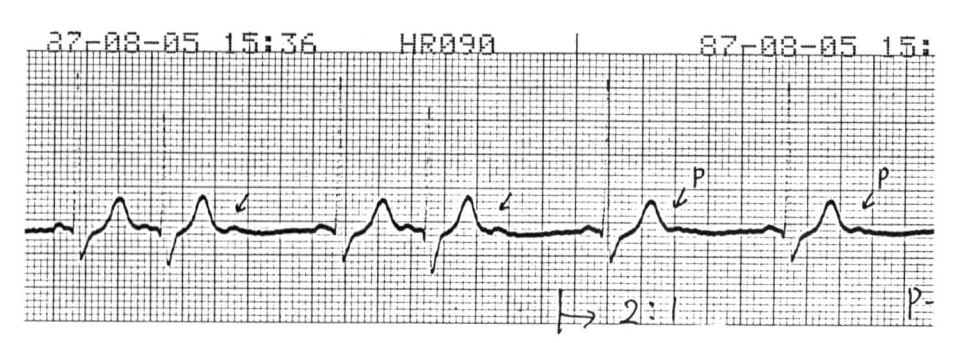

A-Vブロック（P波に続くQRSが欠けている）

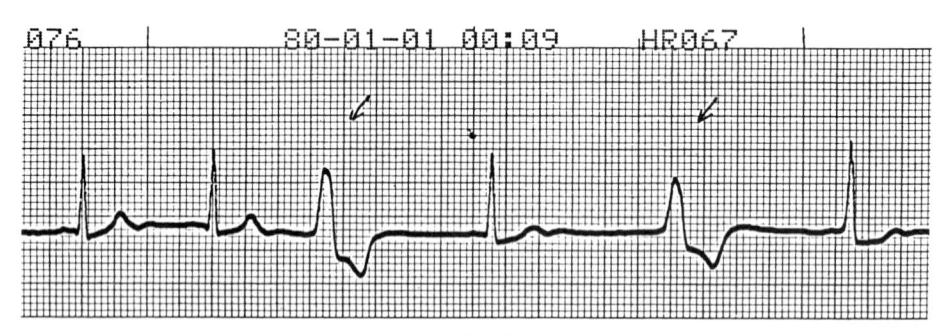

心室性期外収縮

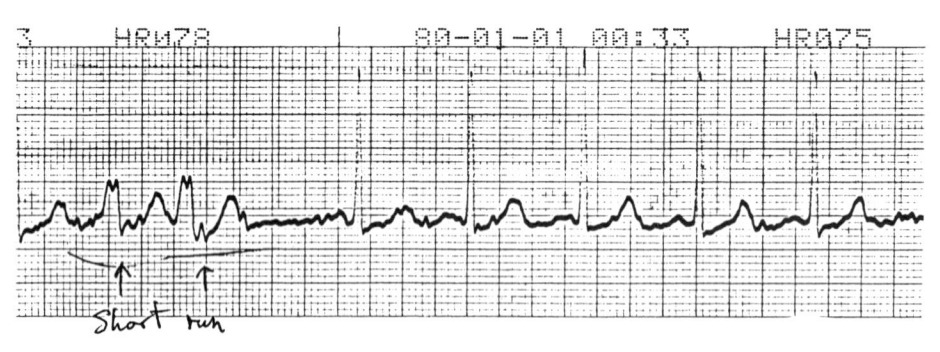

short run

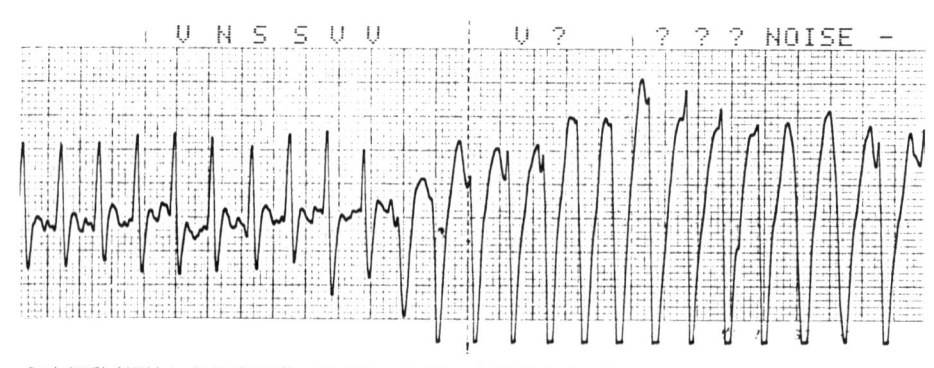

心室細動（頻拍から心室細動へ移行している．高振幅を示したためスケールアウトしている）

図11-5 つづき

●●● 演習

	before	after	1min	2min	3min	4min	5min	6min
ST-T change	○	○	○	○	○	○	○	○
BP mmHg	110/60	164/60	160/72	158/70	148/70	126/60	120/62	118/60
pulse /min	57	113〜136	81〜154	63〜119	49〜115	41〜75	61〜62	60

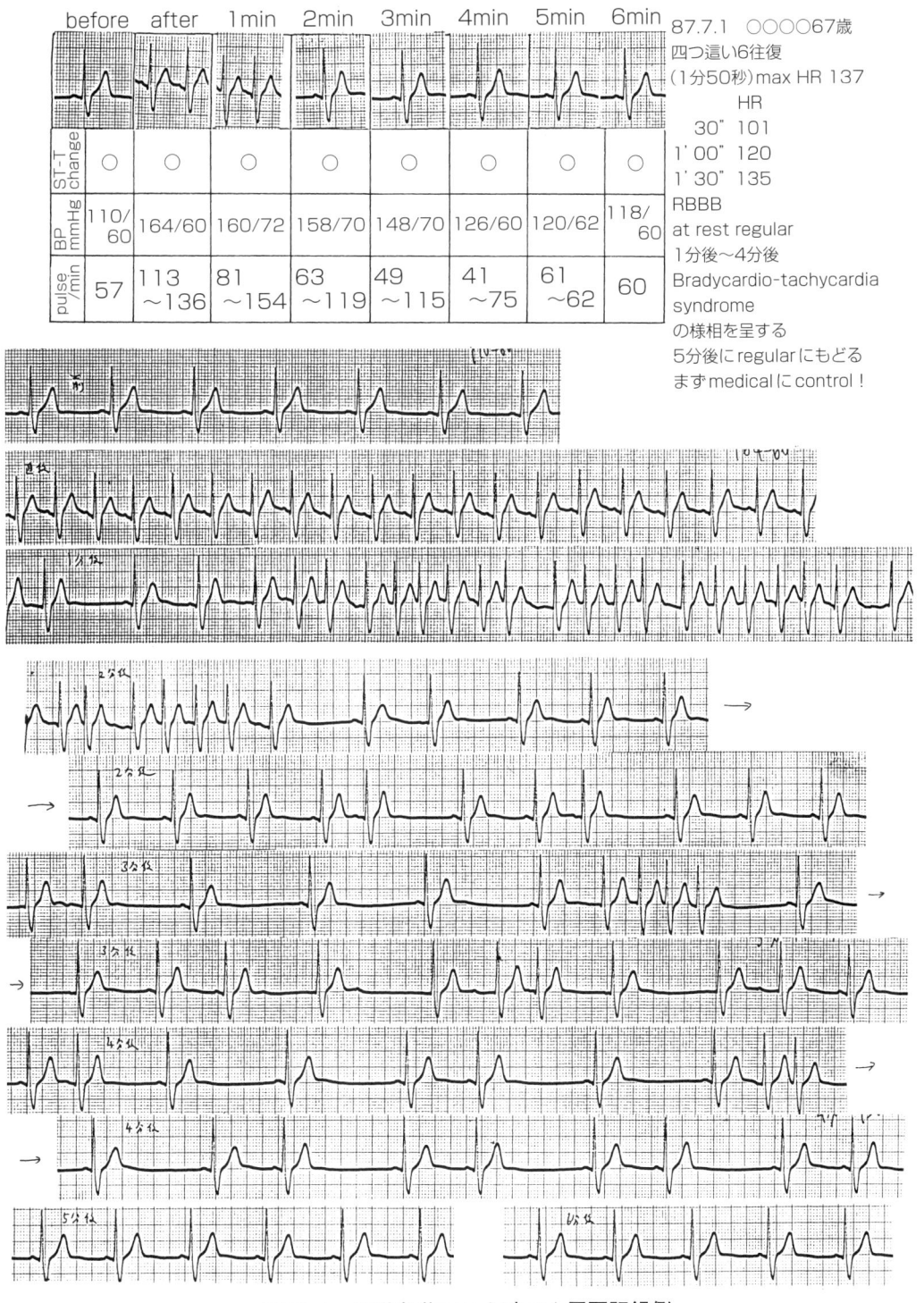

87.7.1　○○○○67歳
四つ這い6往復
(1分50秒) max HR 137
　　　　HR
　30″　101
　1′00″　120
　1′30″　135
RBBB
at rest regular
1分後〜4分後
Bradycardio-tachycardia
syndromeの様相を呈する
5分後にregularにもどる
まずmedicalにcontrol！

図 11-6　運動負荷テスト時の心電図記録例

●●● 演 習

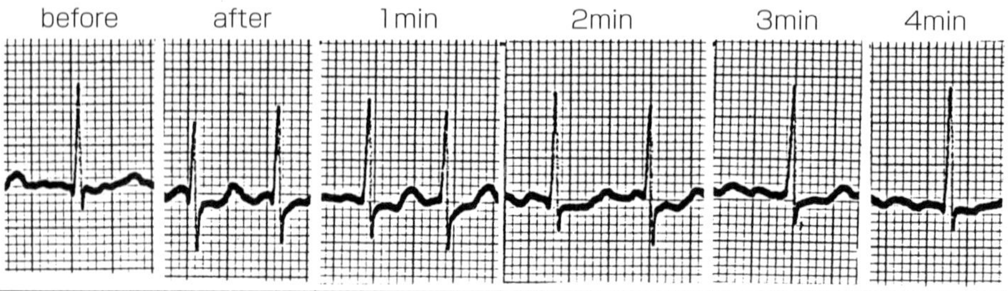

	before	after	1min	2min	3min	4min
ST-T change	−0.5 mm	−1.5 mm	−1.0 mm	−1.0 mm	−1.0 mm	−0.5 mm
BP mmHg	107/70	129/81	111/77	116/64	107/75	106/71
pulse /min	98〜111	149〜178	110〜134	102〜120	98〜118	99〜111

図 11-6　つづき

実 習

実習1 身体作業能力の測定

●実習のねらい●
1) 階段昇降による運動負荷を用いて，心拍数を測定し，PWC$_{75\% HRmax}$ を求める．
2) 運動負荷量と主観的運動強度（RPE）との関係を理解する．

必要な用具
マスター台（実習には階段の踊り場などを利用してもよい．普通の建物では，段差は22〜23 cmになっている．段差を測定しておく）．メトロノーム，ストップウォッチ．

[実習手順]
1) 6名程度を1グループとする．被験者はできるだけ軽装になる．
2) 被験者はメトロノームに合わせ，階段を2段上り［2］，向きを変え［1］，2段下り［2］，向きを変え，また階段を2段上り［2］・・・の動作を滑らかに行えるように，しばらく練習する．
3) その後，被験者は椅子座位になり，およそ5 min休息する．
4) 検者は被験者の脈拍数を測定する．
5) 被験者は階段の前に立ち，合図を待つ．検者は以下の条件でメトロノームをセットして，動かし，その後に開始の合図を送る．
6) 1 min 30 sec に行う昇降数を，1：15回，2：20回，3：25回とする．
7) メトロノームは，それぞれ1：60，2：80，3：100/minに合わせる．
8) 各条件の終了時，すぐに脈拍数を測定する．その後，被験者はおよそ5 min 休息する（椅子座位）．
9) 各条件の終了時に自覚的運動強度を記入する．
10) エネルギー消費を次式で計算する．階段を下りるときのエネルギー消費は，上るときの1/3として位置エネルギー（E=mgh）を計算する．
   $$E(kg \cdot m/min) = 体重(kg) \times 9.8 \times 1.33 \times 階段の高さ(m) \times 回数(/min)$$
   $$仕事率(W) = E/60 (kg \cdot m/sec)$$
11) 横軸に心拍数（/min），縦軸に運動負荷強度をとり，結果をグラフに描く．両者の相関を求める．
12) 予測最大心拍数（/min）＝（220－年齢）で計算する．
13) PWC$_{75\% HRmax}$ を求める．

●考 察●
1) 心拍数と運動負荷強度のあいだに直線相関が得られたか．
2) 各条件のRPEはどの程度か．各条件におけるRPEスコアの10倍値は各条件の心拍数に近いか．

[付] 自転車エルゴメーターの利用
1) エルゴメーターの負荷量を50 W，70 W，90 Wとして各3 min 連続漸増法で行う．データの処理は［実習1］に準じて行う．
2) 力のよわい人などでは，負荷量は1段階上がったときに心拍数が少なくとも10/min以上増加するようにセットし，3段階以上の負荷を行えばよい．

実 習

実習2　生理的コスト指数の測定

●実習のねらい●
1) PCIの測定法を習得する．
2) 歩行速度とエネルギー消費との関連性を理解する．

必要な用具
ストップウォッチ，巻尺，ビニールテープ．

[実習手順]
6名程度を1グループとする．服装は軽装がよい．
1) マクレガーの原法
 (1) 広い空間で実施できる場合，半径2.4 mの円を2つ接するようにして描き，8字型歩行路とする（全長：約30 m）．
 (2) 被験者は2つの円の接点から歩行を開始し，8字型に沿って歩く．検者は200 m（円を13回と1/4）歩くのに要した時間，歩数を計測する．
 (3) 歩行開始前，被験者は5 min程度，椅子に座り安静を保つ．開始直前に心拍数を計測する．
 (4) 歩行終了直後にも心拍数を計測する．
2) 変法
 (1) 廊下で実施する場合，20 mの距離をおいてビニールテープで床面にマークをつける．テープ長は50 cm程度とする．
 (2) 被験者は検者の合図にしたがって，片側のマークから歩行を始め，20 mのマーク点で方向転換して歩行を続け，往復して歩行を継続する．
 (3) 検者は3 min後に停止を指示する．それまでの歩行距離と歩数とを計測する．
 (4) 歩行開始前安静時，歩行終了時に心拍数を計測する．
 (5) いずれの方法でも，次式を用いてPCIを計算する．
 PCI(/m)＝{歩行終了時心拍数(/min)－安静時心拍数(/min)}/歩行速度(m/min)
 (6) 自然歩行，おそい歩行およびはやい歩行の3条件で計測する．なお各条件における計測の前には，およそ5 minの座位安静を保持する．

●考　察●
1) PCIはどの条件において，もっとも低い値になるか．
2) 実習1と共通する複数の被験者のデータで，$PWC_{75\% HRmax}$とPCI（自由歩行）との相関を求める．結果が意味することを考察する．
3) 複数の被験者のPCIデータを，横軸を歩行速度，縦軸をPCIとしたグラフにプロットする．PCIが最低値になる歩行速度を求める．その理由を考察する．

付録 1 感覚, 知覚

■ 本章の課題 ■

1. 感覚, 知覚の定義を理解する.
2. 運動と感覚, 知覚との相互作用を理解する.
3. 臨床で利用される簡単な検査法を学ぶ.

基本事項

1 感覚 (sensation)

(1) 感覚とは，生体の内外からの刺激がそれを適当刺激（adequate stimulus）とした，それぞれの感覚受容器に加わったときに起こる直接的な意識経験をいう．

(2) 感覚とは，刺激が加わった結果，感覚器官に生じた興奮が意識されることである．

(3) 感覚は触覚や視覚などというような種類（modality），部位（location）および強度（in-tensity）によって定義される．

(4) 付表 1-1 に感覚系の分類を掲げる．

2 知覚 (perception)

(1) 知覚とは，感覚情報に基づいて外界の事物あるいは出来事や自己の身体状況を知ることである．その過程を知覚と呼ぶこともある．

(2) 知覚は，ある対象に気づいたり，ある対象を認識するようになる精神過程であり，その過程は感情的あるいは能動的というよりも認識的である．ただし，これら3つの側面がいずれも明らかに関与している．

付表 1-1 感覚系分類

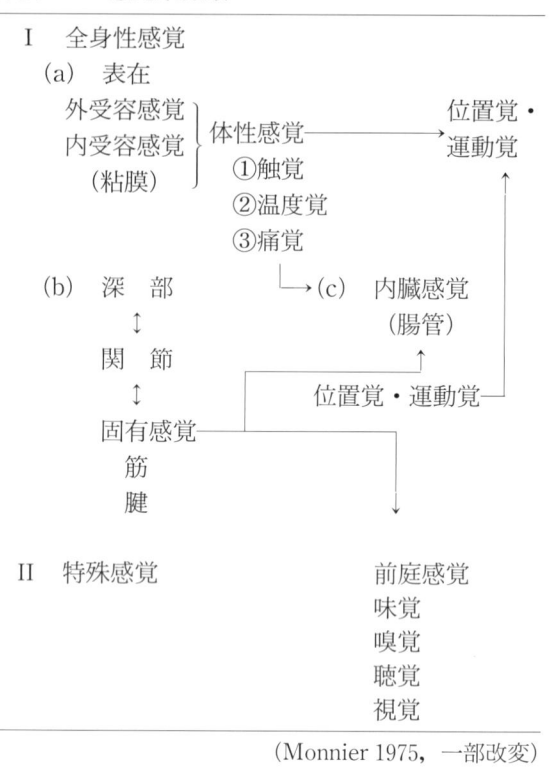

I 全身性感覚
 (a) 表在
  外受容感覚
  内受容感覚（粘膜）｝体性感覚 → 位置覚・運動覚
   ①触覚
   ②温度覚
   ③痛覚
 (b) 深部 → (c) 内臓感覚（腸管）
  関節
  固有感覚　位置覚・運動覚
  筋
  腱

II 特殊感覚　前庭感覚
　　　　　　味覚
　　　　　　嗅覚
　　　　　　聴覚
　　　　　　視覚

(Monnier 1975，一部改変)

(3) 知覚は過去の経験を参照して，感覚に意味づけを行い，概念化する精神現象である．

演習

演習1　触覚と素材識別

● **触覚**（tactile sense）●

触覚は，皮膚や粘膜に軽く触れても感知できる能力である．

1) 柔らかい筆先や綿，ティッシュペーパーなどで皮膚に軽く触れて，分かるか否かを尋ね，単純触覚を検査する．
2) 口唇，指先，手掌，前腕や上腕の背面，背部などの感度を比べる．
3) ①筆先などを上から垂直にして押すようにして触れたとき，あるいは，②少し擦るようにして触れたとき，両者の感度の相違を検討する．
4) 被験者は閉眼して両手掌を上に向け，手指は開いて机上におく．検者は左右手指のいずれかに触れ，どの指に触れたのかを答えてもらう．

・フライ刺激毛（Frey's irritation hair）：軽い木の柄の端に直角にセットされた種々の程度の硬さをもった短い毛（馬尾毛）あるいはナイロン糸であり，触圧が0.5g，1.0gなどを用いる．皮膚圧点（感覚点：sensory spot）を検出することができる．

・触覚計（esthesiometer）を作る（付図1-1）．

1) 用意するもの：①ディスポーザブル注射器（23G）3本，②2色ボールペンの空軸3本，③鉛（重りにするもの）4g程度，④紙やすり，⑤カッターナイフ，天秤．
2) 作り方：①注射針のプラスチック部分の上縁の出っ張りをカッターナイフで削り取る，②紙やすりで注射針先端に丸みをつける（痛覚と触覚とを区別できるように），③注射針プラスチック部分に鉛を詰め，0.5g，1.0g，2.0gの3種類の重さ（天秤を利用する）の針を作る，④注射針を付図1-1のようにボールペン空軸に入れて，注射針のキャップで蓋をする，⑤針先を押したとき，抵抗なく滑らかに動くようにする．

・触覚計を用いて，触刺激に反応する皮膚受容器の分布を調べる．

1) 被験者は閉眼し，手掌を上にして手を机上におく．検者は，指や手掌に触れたら直ちに答えるように指示して，0.5g触覚計を垂直に当てる（付図1-2）．押す強さは，針がわずかにボールペン軸に入る程度がよい．手指遠位部で10〜20回試みる．
2) 被験者が答えた部位に水性ペン（0.5mm以下の細いもの）で印をつける．
3) 密度分布にどの程度の個人差があるかを検討する．

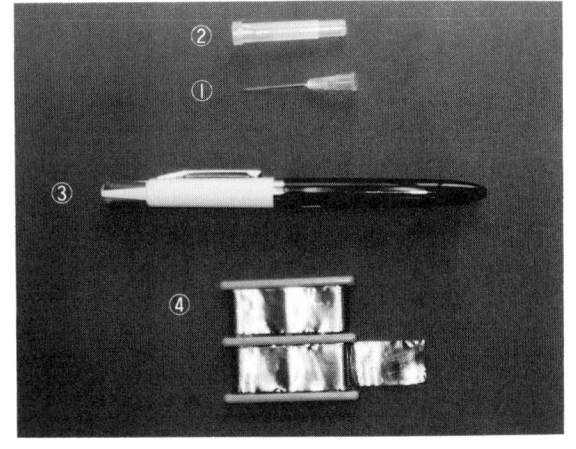

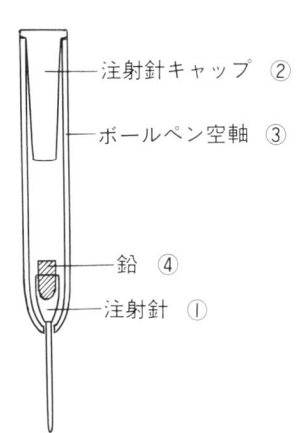

付図1-1　触覚計の材料と構造

① ディスポーザブル注射針（23G），② 注射針のキャップ，③ 2色ボールペン空軸，④ 鉛（釣用板オモリ，厚さ0.25mm）

●●● 演習

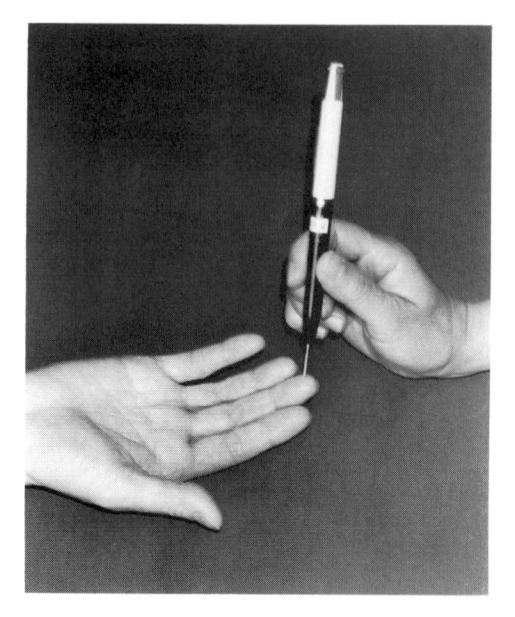

付図 1-2 触覚検査
垂直に当て，針の重みだけを加える．

4) 指先，手掌部，手背部，上腕部，大腿部，下腿部，背部，胸腹部における密度分布を比較する．
5) 1g，2gの触覚計でも同じ検査を試みる．

● 2点識別（two-points discrimination, TPD；2点閾値：double-point threshold）●

・2点が2点として知覚できる最小距離を，体表面で確認する．

1) 用意するもの：ノギスあるいはコンパス
2) ノギスあるいはコンパスを用いて，閉眼した被験者の指先の2点に同時に触れる．
3) 2点の間隔をいろいろと変えて，被験者が2点として識別できる最小距離を測定する（付図1-3）．2点の刺激は指の長軸に沿って，同時に同じ程度の圧になるように加える．適宜に1点刺激を与えて，刺激ごとに被験者に「ひとつ」か「2つ」かを答えてもらう．
4) 手背，手掌，前腕，上腕でも同じように試みる．いずれも2点の配列が長軸と一致するようにして行う．
5) 指先で得られた2点識別値よりわずかに狭い2点刺激を加え，被験者が「ひとつ」と答えたら，

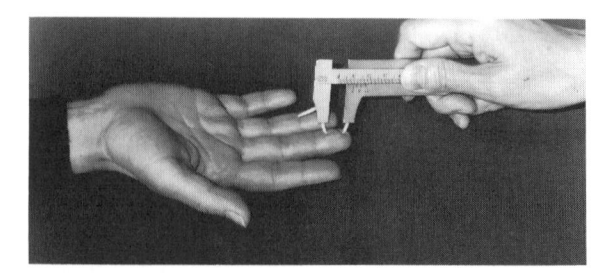

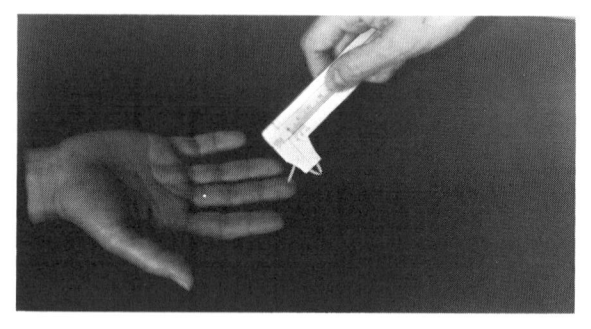

付図 1-3 2点識別検査
上：長軸方向に2点当てる．2点の強さを等しくする．
下：1点も当て，正しく2点を識別しているか確認する．

その幅を保ったまま，触覚計をゆっくりと横軸方向に動かす．すると「2つ」と答える．2点の間隔を次第に狭くして2本線として識別できる最小距離を求める（moving TPD）．

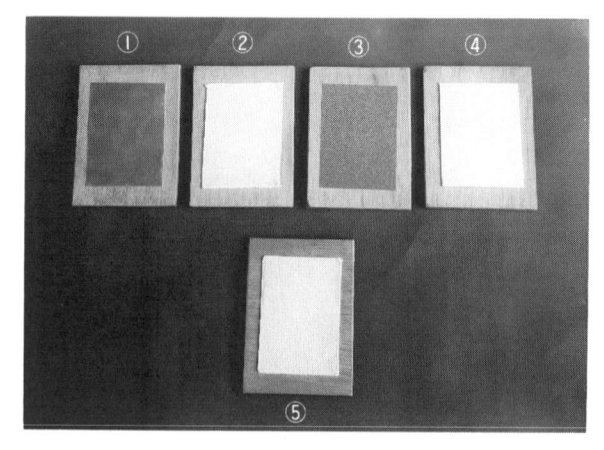

付図 1-4 素材識別検査板
① アルミ板，② キャンバス，③ 紙やすり
④ フェルト，⑤ キャンバス

●●● 演　習

● 識別触覚 ●

皮膚に触れたものの材質を識別する能力である．

1) 3〜4種類の素材の違った布，粗さの異なるサンドペーパーなど，それぞれ2枚程度を準備する．

2) 1枚を選択すべき標本として並べ，残りの各1枚を見本とする．被験者は閉眼して，まず見本を手で触り，それから選択標本にひとつずつ触れ，見本と同じ素材はどれかを答える（付図1-4）．

3) 順次，見本を変えて検査する．

演習2　痛覚と温覚

● 痛覚（algesia）●

触覚とは区別して，痛みそのものを感じる能力である．

1) 痛覚は安全ピンやピン車で皮膚に触れ，痛みを感じるか否かを問う．針先を用いた場合は，感染症予防のため，その針を使い捨てる．

2) 安全ピンは皮膚に垂直に立てるようにして，刺激する．

3) ピン車は皮膚上に軽く押しつけて，転がして刺激する．

4) 痛覚が消失していても圧覚（触覚）が残っている場合，痛みそのものを感じるのかどうかの確認が大切である．

● 温覚（thermoesthesia, thermal sense）●

温冷覚，温度の違いを識別する能力である．

1) 用意するもの：①試験管（直径：1.5〜2 cm）5本，②温度計5本，③温水（50℃以上）と氷水，④拭き布

2) 注意事項：通常（室温20℃前後）は温水40〜45℃，冷水5〜10℃程度で検査する．試験管の周りを拭ってから，刺激（試験管）と皮膚との接触面積を一定にして，およそ3 sec皮膚に密着させる．被験者の皮膚温，刺激部位によって感覚の強さは異なるため，身体の左右対称部位で比較する．

3) 温水と氷水とを混合して，50℃，40℃，30℃，20℃，10℃の水の入った試験管を準備する．試験管の外側の水滴をよく拭きとってから，被験者の前腕におよそ3 sec当てて，「温かい」あるいは「冷たい」を判断してもらう（付図1-5）．

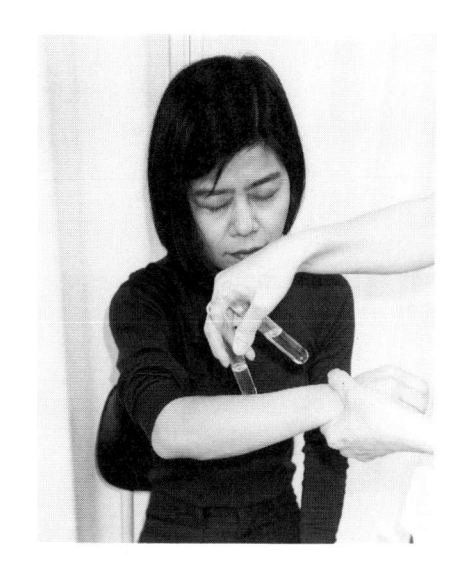

付図1-5　温度覚検査

検者は温水，冷水2種類の試験管を同時に持つ．試験管を被験者の皮膚に約3 sec密着させて答えさせる．

演習

演習3　圧覚，振動覚，運動覚および位置覚

● **圧覚**（baresthesia, pressure sense）●
表面への圧力の程度を区別する能力である．
1) 用意するもの：重量覚検査器具（数種類の異なる重さの硬貨も利用できる）
2) 被験者は閉眼で両手掌を上に向けて机上におく．検者は，大きさが同じで重さの異なる分銅を両手掌に載せて，重量の違いを判別するように指示する（付図1-6）．
3) 重さがどれだけ異なれば，違っていると感じるか．
4) 片側の手掌に2種類の分銅を順番に載せて，前後の分銅の重さを弁別するように指示する．両手同時のときと比較して，どちらの判別が鋭敏か．
5) ウェーバー・フェヒナーの法則（Weber-Fechner law）：「刺激の強さが等比級数的に増加するとき，感覚の強さは等差級数的に変化する」について，検討する．
6) 指先で分銅をつまみ上げて重さの判別を行う．他動的に手掌に置かれた場合と比べ，自動的運動による場合の判別は優れているか．

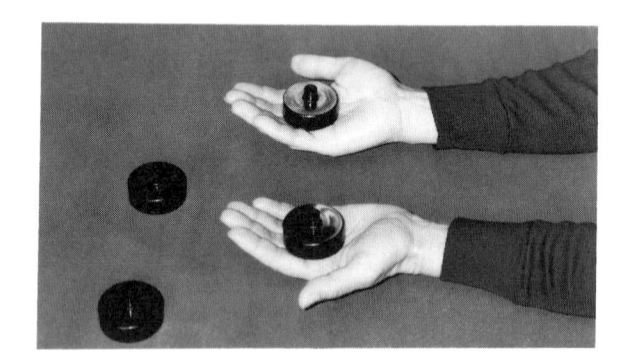

付図1-6　手掌での重量覚検査

● **振動覚**（pallesthesia）●
振動の感知であり，一種の圧覚とされている．
1) 振動覚は低い周波数の振動をどれくらい長く感じるかを調べる．
2) 低周波（たとえば128 Hz）の音叉を振動させてから，被験者の皮膚の上から骨の直上に当てる．被験者には，振動を感じなくなった時点で告げるように指示しておく．健常者では，上下肢ともおよそ15 secまでわかる．
3) 音叉の先端を弾いて振動させ，橈骨茎状突起あるいは脛骨内果，腓骨外果，そのほかに当てる．
4) 検査の途中，かなり音叉が振動しているときに手で振動を止めて，被験者が直ちに「振動を感じない」と告げるかどうか，検査法の理解を確認する．
5) 身体の左右対称部位で検査し，結果を比較する．

● **運動覚**（kinesthetic sense）●
他動的に動かされた身体部位，運動の方向，速さや範囲を識別する能力である．
1) 検者は指先による圧迫で運動方向を察知されないように，被験者の指を母指と示指とで両側からはさむ（付図1-7）．
2) 閉眼した被験者の手指（どれか1本）の中手指節関節（MPJ）あるいは近位指節間関節（PIPJ）を手背あるいは手掌方向に他動的に動かす．被験者が完全に力を抜いていることを確認してから行う．

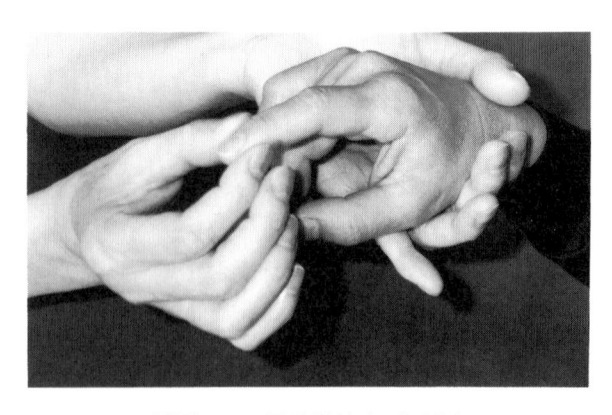

付図1-7　運動覚検査（手指）
検者は一方の手で被験者の手関節を固定する．もう一方の手で被験者の指を側方からはさんでつまみ上下に動かして検査する．

●●● 演 習

3) 被験者には，指の動きを感じたら直ちに告げるように指示する．
4) 指がどれだけの距離（範囲）を動かされたら「動いた」と報告するか．他動運動の速さを変えて検討する．
5) 被験者が「動いた」と報告したら，動いた方向について尋ねる．
6) 数回繰り返して，再現性を確認する．
7) 他動運動の方向を判別できる他動運動の速さ，角度変位はそれぞれどれくらいか．
8) 被験者に「指をわずかに屈曲するように」と指示して，同じ検査を試みる．
9) 動かされる手指筋群に筋活動がある場合とない場合との運動覚の相違について考察する．
10) 手関節，肘関節あるいは肩関節で屈曲・伸展方向への他動運動による運動覚を検査する．他動運動の速さをほぼ一定にした場合，「動いた」と報告する運動域に相違はあるか．

● **姿勢感覚**（posture sense）●

閉眼していて，四肢が他動的に置かれた位置を認識する能力である．関節位置覚ともいう．以下の検査では，被験者が自分で動かして，指示された動作を行う四肢には運動麻痺や不随意運動がないことを前提としている．

1) 検者は被験者の片側の上肢あるいは下肢の肢位を他動的に保持し，対側肢を鏡像の肢位にするように指示する．
2) 被験者は座位姿勢で閉眼し，検者は一方の手で被験者の肘部を下方から支え，もう一方の手で手関節部を握り，肩関節基本肢位として，いろいろな肘関節角度に他動的に保持して模倣すべき肢位にする（付図1-8）．
3) 他動的に肢位が保持されている上肢あるいは下肢を，被験者が完全に力を抜いている場合とわずかに力を入れている場合とを比べて，どちらの条件のほうが鏡像は一致しているか．
4) 手関節や肩関節でも同様の操作を試みる．

・**指探し検査**

被験者に右側の母指を伸展位にして，そのほかの指を軽く握った肢位を保持するように指示する．検者は，右上肢の肘部を支え，手関節部を持って，上肢（指先）の空間における位置を変えてから，任意の位置に静止して保持する．位置を変えるごとに，被験者に左側上肢で右側母指を探し出してつかむように指示する．はじめは開眼で行って検査法を理解

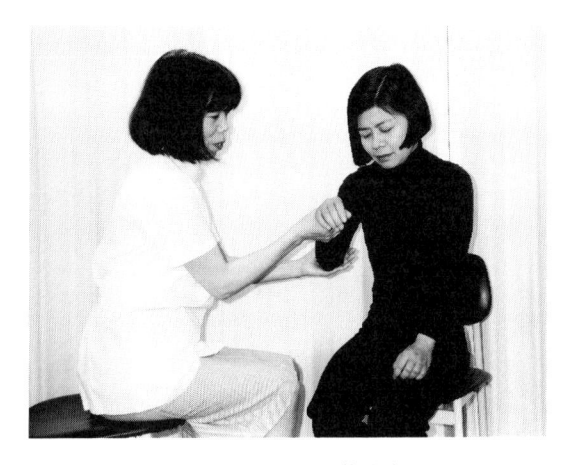

付図1-8 位置覚検査
検者は一方の手で被験者の肘を下から支え，もう一方の手で手関節を握って，被験者が模倣すべき肢位を保持する．

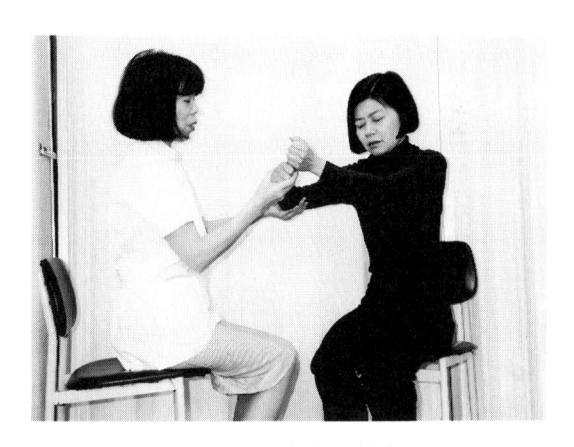

付図1-9 指探し検査
検者は一方の手で，母指だけを伸展した被験者の片手を握り，もう一方の手で被験者の腕を肘部で下から支える．被験者に閉眼するように指示してから，他動的に被験者の腕を動かし，その後に静止した肢位に保持する．やや間をおいてから，被験者に対側の手で自分の母指をつかむように指示する．

演習

してもらい，その後に閉眼で検査する（付図1-9）．左側についても同様に行う．

● 立体認知（stereognosis） ●

触覚や運動覚などによって物体の形を認識する能力である．
1) 硬貨，さいころ，安全ピン，消しゴムなどの手掌に収まる程度の日常的な物品を，閉眼した被験者の片手に握らせて，それが何であるかを尋ねる．
2) 2～3 cmの立方体，円柱，球，四面体などを2個ずつ用意し，それぞれ1個を布袋に入れておく．被験者に残りの立体を1個提示して，布袋の中から同じものを取り出すように指示する．

演習4　視野の検査，手指弁別，その他

● 視野検査 ●

視野欠損や半側無視などの有無を検査する．

・対座法1
1) 検者と被験者は80～100 cm離れて向き合って椅子に座る．
2) 被験者は右眼を自分の手で隠し，左眼で検者の右眼を注視する．検者は自分の左眼を閉じて，右眼で被験者の左眼を注視する．
3) 検者は両腕を前側方（検者と被験者との中間）で左右に広げ，自分の右眼で見える範囲の位置で左右の示指を立てる（付図1-10）．
4) 検者は左右どちらかの指を動かして，どちらが動いたかを被験者に尋ねる．このときに，被験者の眼球が動いていないかに注意する．
5) 被験者に指の動きが見えていないときは，指の位置を次第に視野の中央に近づける．
6) つづいて，指を1～4本立てて，何本かを尋ねる．
7) 検者には容易に見える範囲内で，被験者には見えない場合，異常ありと判断する．
8) 検査結果は，被験者から見た方向で，視野の広さを図示する．

・対座法2
1) 用意するもの：まち針（白色および赤色の5 mm程度の頭がついたもの）
2) 対座法1と同じに対座し，被験者の左眼と検者の右眼とを合わせ，互いの視線を固定する．
3) 検者はまち針の先端を持ち，まち針の頭を掲げるようにして，周辺からゆっくりと中央に近づける．被験者には，まち針の頭が視野に入ったら合図するように指示しておく．検者は自分の視野を対照として，被験者の視野に異常があるかを判定する．

● 手指弁別 ●

左右手からの触覚入力を統合して判断する高次認知機能の能力である．
1) 被験者は閉眼して，手指を開いて，手背を上にして机上に置く．
2) はじめに，検者は1本の指に触れて，何指かを尋ねる．

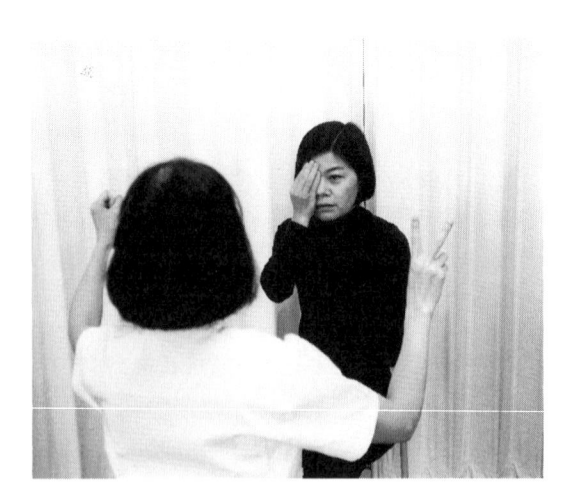

付図1-10　視野検査（対座法）

●●● 演 習

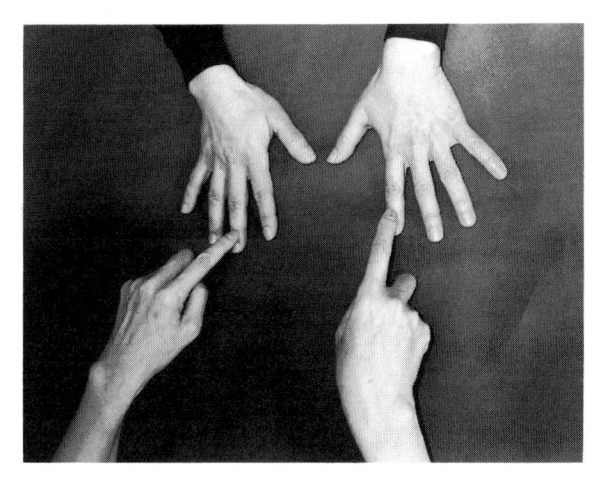

付図1-11 in between テスト
検者が触れている2本の指の間にある被験者の指の数を答えさせる.

3) つづいて,被験者に指を動かさないように注意を与えた後,これから触れる2本の指の間にある指の数を答えるように指示する (in between test).
4) 付図1-11のように左示指と右中指に触れれば,その間にある指の数は3本である.
5) 触れる指が右手だけ,左手だけ,両手の3条件で検査する.

● 皮膚書字覚 ●

皮膚に描かれた文字を読み取る能力である.
1) 閉眼した被験者の指先,手掌,前腕部などにボールペンの先で数字(2,3,6,8など)や筆記体のアルファベットを書き,描かれた数字や文字を尋ねる.
2) 書字の大きさ,速さを変え,身体部位による弁別の相違を検討し,理由を考察する.

● 両側同時刺激
         (double simultaneous stimulation) ●

1) 閉眼状態で両側対称部位に同時に触覚刺激を与え,刺激の加えられた部位を尋ねる.片側の刺激に気づかないことがあるか.
2) 気づかない場合,無視された側に軽い表在感覚の低下あるいは皮質性感覚障害の可能性がある.

付録 2　運動発達

■ 本章の課題 ■

1. 乳幼児の運動行動の観察を通して，発達診断のための基礎知識を学ぶ．
2. 発達診断に利用される反射や反応の誘発法を習得する．
3. 乳幼児期の主要な反射および反応の出現や消失の月齢および年齢を知る．
4. 発達につれて生じる姿勢および自発運動の変化を学ぶ．
5. 動作で観察される運動パターン（体幹四肢の運動系列）の月齢や年齢による推移を知る．

基本事項

1 発達診断の基礎

(1) 健常乳幼児の姿勢および運動行動は一定範囲内の月齢（あるいは年齢）にしたがって，規則的に変化する．

(2) 健常乳幼児の場合，ある種の運動行動の様式から暦年齢を，また暦年齢から運動行動様式を推定することができる．

(3) 暦年齢を推定するのに利用される代表的な運動行動（頸定，座位，四つばい移動，つかまり立ち，独歩など）を里程標（milestone）という．

2 原始反射とは

(1) 乳幼児期の反射には，月齢が進むにつれて消失するものがある．これを原始反射と呼んでいる．

3 運動年齢について

(1) 反射あるいは反応の消失および出現と暦年齢との対比から，およその発達レベル（とくに運動発達の遅れ）を知ることができる．

(2) 健常乳幼児の反射や反応，自発運動の消失や出現の平均的な月齢（あるいは年齢）を運動年齢（motor age）という．

(3) 反射や反応の消失や出現と自発運動の質的変化とは関連がある．

4 運動パターンの変化について

(1) 同じ体位（臥位，座位，立位など）でも，構えや運動パターンは月齢あるいは年齢とともに変化する．

(2) 月齢や年齢が進むにつれて，重心が高く，支持基底の狭い姿勢になることができる．

(3) 同じ課題の遂行であっても，月齢や年齢によって基本動作（単位動作：リーチ，つかみなど）の組み合わせや運動パターンは変化する．たとえば，背臥位から立位になる動作において，発達につれて多様な基本動作の組み合わせが可能になる．

●●● 演 習

演習1　発達チャートの利用

発達チャートは乳幼児期の運動行動の発達診断に用いられる（付図2-1）．

[自発運動]

自発運動とは，乳幼児がそれぞれの動作でみせる身体運動である．心身の状況によって，各動作における運動パターンにはかなりの相違が観察される．

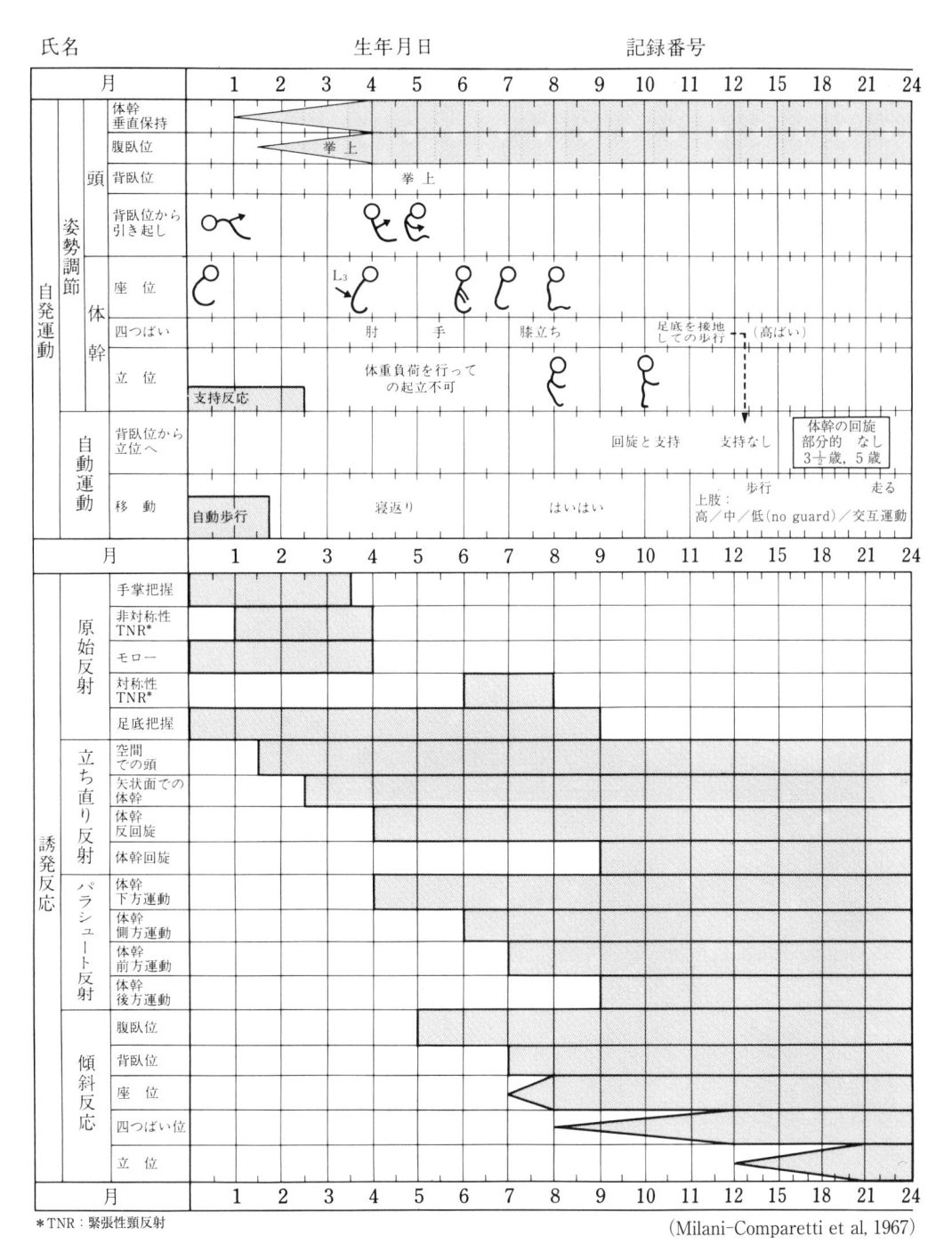

付図2-1　発達チャート

（Milani-Comparetti et al, 1967）

＊TNR：緊張性頸反射

●●● 演 習

1) 姿勢調節
   (1) 頭部：それぞれの姿勢に他動的に保持したとき，頭部が立ち直る（頭頂が真上を指し示す位置にくる：頸定）かどうかを観察する．
   - 体幹垂直保持：両腋下で胸部を支えて，体幹を垂直位に保持し，前後左右にわずかに傾けても頭部が垂直位を保っているかどうかであり，生後4か月になれば，頸定が現れる（首が座っている）．
   - 腹臥位：腹臥位においたとき，頭部を床面から上げる（頸部の伸展）ようになるのはおよそ生後4か月である．
   - 背臥位から引き起こし：背臥位の乳幼児の両前腕を持って，上半身を引き起こしたときに，頭部が体幹の動きについてくるかどうかを観察する．生後4か月になれば，前腕を引き上げると，すぐに頸部を屈曲する．
   (2) 体幹：他動的にそれぞれの姿勢になるようにしたとき，体幹の姿勢の変化，姿勢保持の可否を観察する．
   - 座位：生後3か月までは他動的に座位に保持すると，円背になり，頸部は屈曲する．
   - 四つばい：生後4か月になると，腹臥位で両肘を床面に立てて，上半身を支える姿勢になれる．5〜6か月では両手掌を床について，上半身を支える．7〜8か月には四つばい位，13〜15か月には高ばい位になれる．
   - 立位：両腋下で体幹を支えて，立位に保持すると，生後1〜2か月には，足底が床面に触れると両下肢をつっぱる（陽性支持反応）．生後8か月では，腰部を支えると上半身を起こし，両下肢は体重を支持する．生後10か月では，椅子などにつかまって立位姿勢を保持できる．
2) 自動運動
   (1) 背臥位から立位へ（付図2-2）：生後10か月になると，背臥位から寝返り，腹臥位となり，母親の膝や低いテーブルなどにつかまって立ち上がるが，両手はつかまったままである（つかまり立ち）．生後13か月ころから，腹臥位から高ばい位になり，つかまらずに立位にな

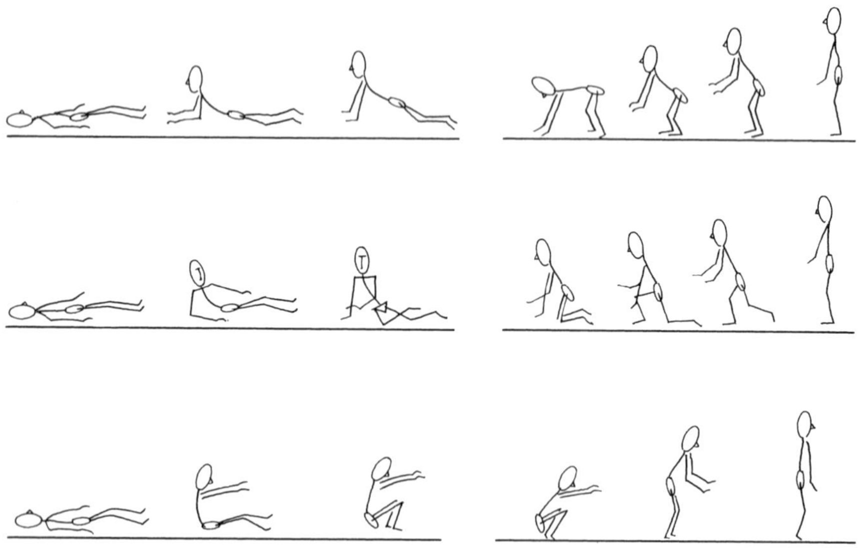

付図2-2 背臥位から立位への立ち上がり方（運動パターン）
上段：背臥位—腹臥位—四つばい位—高ばい位—立位
中段：背臥位—片肘立ち位—横座り位—膝立ち位—片膝立ち位—立位
下段：背臥位—蹲踞位—立位

●●● 演 習

れる．3.5歳になると，背臥位から体幹を屈曲，回旋して片肘立ち位となり，横座り位，片膝立ち位を経て，立位になる．5歳になれば，背臥位から体幹を屈曲して一気に起き上がり，蹲踞位（しゃがんだ姿勢）となって立ち上がることができる．

(2) 移動：生後1～2か月には，両腋下を支えて両足底が床面に触れるようにして，上半身をやや前方へ傾けると，歩行のような左右下肢の交互運動が起こる（自動歩行）．生後4か月になると，寝返りができる．生後8か月には四つばい移動（はいはい）を行う．四つばい移動のはじめには，腹部を床面について，肘ばい移動を行うことが多い．生後13か月になると，ひとりで歩くようになる．はじめは両手を左右前方に高く掲げている（high guard，高位の構え）．その後，両手は腰部の高さ（medium guard，中間位の構え），大転子の位置まで下がる（no guard，構えなし）が，腕の交互振りはない．やがて歩行に伴う上肢の振りが現れる．2歳に近づくと走れるようになる．

[誘発反応]
- 誘発反応を調べるための操作については，付図2-3を参照すること．
- 原始反射：出生時あるいは生後間もなく現れて，乳幼児期に消失する反射である．
- 立ち直り反射，パラシュート反射および傾斜反応は生後に出現し，健常者では生涯にわたって持続する．

演習

反　射	操　作	コメント
原始反射		
モロー反応 Moro response	背臥位におき，後頭部を支えて床からわずかに離す．急に手を放して頭をおとす．上肢の伸展，外転と手指伸展が起こり，続いて上肢内転が起こる．	反射の出現や消失の遅れ，亢進，低下および左右非対称は病的である．37週以後の未熟児にも不完全ではあるが，この反射はある．
ガラント反射（背反射） Galant reflex (Rückreflex)	児を腹臥位にして空中に支え，脊椎側方の皮膚を上方から下方へ指先でこすって刺激する．刺激側へ体幹が屈曲する．	この反射は未熟児にもある．
踏み直り反射 placing reflex	児を支えて，足背がテーブルの端に触れるようにする．児は下肢を上げてテーブルの上に足をおく．	この反射は出生時にあるが，未熟児では出現が遅れる．5〜9か月で反応は弱くなる．
足踏み反射 stepping reflex	児を垂直位に支え，足底を床につける．両下肢で足踏み運動をする．	出生時にある．未熟児では出現が遅れる．この反射は随意的歩行の出現以前に消失する．
手掌把握 palmar grasp	手掌の尺側から棒を挿入する．児は手指を曲げて棒を握る．	出生時にある．未熟児では出現が遅れる．次第に弱くなり3か月以前に消失する．
足底把握 plantar grasp	足底の足指部をこする．足指が曲がる．	足底で体重支持ができると消失する．9か月以後弱くなり，12か月ころ消失する．
交叉性伸展反射 crossed extension reflex	片側の足底をこする．他側の下肢が伸展する．	37週以後の未熟児にも出生時にある．
非対称性緊張性頸反射 asymmetrical tonic neck reflex	背臥位にして頭部を回旋させる．顔面側の上下肢は伸展，後頭部側は屈曲する．	健常児ではこの反射は弱い（3か月ころに出現する）次第に弱くなる．
対称性緊張性頸反射 symmetrical tonic neck reflex	四つばい位で頸部を背屈（伸展）させる．上肢は伸展，下肢は屈曲する．頸部を前屈（屈曲）すると逆になる．	健常児ではこの反射は6か月ころに一時現れる．
ランドウ反射 Landau reflex	腹臥位にして空中で支える．頭部，脊柱，下肢が伸展する．そこで頸部を前屈させると股関節，膝関節，肘関節の屈曲が起こる．	応答パターンには個体差が大きい．12か月で消失する．
生後に出現して持続する反射		
下肢伸展反射 leg straightening reflex	足底が床に触れると体幹，下肢が真直ぐになる．	生後2か月で消失する（陽性支持反応 positive supporting reaction）．6〜8か月で足底把握の消失に伴って再び現れる．
バランス反応―座位 balance reaction-sitting	児を座位で側方や後方に傾ける．転倒を防ぐように上肢が伸展する．	6か月ころ現れる．座位安定に必要である．
バランス反応―立位 balance reaction-standing	立位の児を側方へ押す．転倒を防ぐように上下肢の伸展が起こる．	6か月ころ現れる．立位に必要である．
パラシュート反応 parachute reaction	腹臥位で空中に支え，突然頭部を床に近付ける．上肢の伸展が起こる．	6か月ころから現れ，生涯続く．
永続する反射		
足底反射 plantar reflex-Babinski	足底外側を踵から母指球に向かって擦過する．乳幼児期には足指の開排と背屈（伸展）が起こる．2歳以後ではこの応答パターンは病的である．	左右非対称の応答も病的である．12〜18か月で足指底屈（屈曲）の応答パターンとなる．
腱反射 tendon jerks	乳幼児では膝蓋腱反射と上腕二頭筋反射が観察しやすい．	反射亢進では腱部から離れた筋腹をたたいても応答がある．

付図 2-3　乳幼児期の反射や

●●● 演習

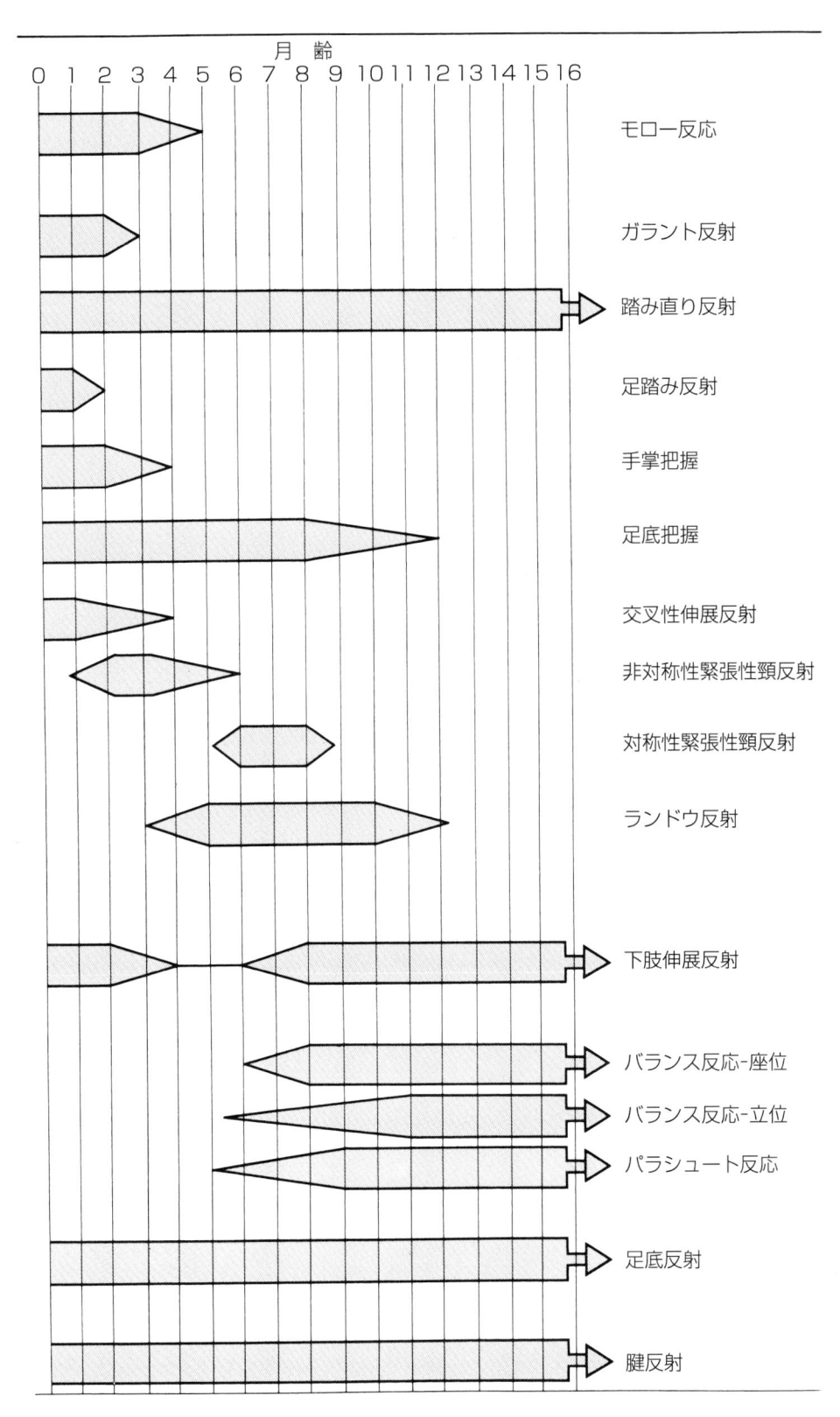

月齢: 0 1 2 3 4 5 6 7 8 9 10 11 12 13 14 15 16

- モロー反応
- ガラント反射
- 踏み直り反射
- 足踏み反射
- 手掌把握
- 足底把握
- 交叉性伸展反射
- 非対称性緊張性頸反射
- 対称性緊張性頸反射
- ランドウ反射
- 下肢伸展反射
- バランス反応-座位
- バランス反応-立位
- パラシュート反応
- 足底反射
- 腱反射

反応の出現と消失

●●● 演 習

演習 2　反射や反応，姿勢調節，自発運動にみられる身体運動

1) 身近に乳幼児がいれば，いろいろな場面における自然な身体運動を観察するとよい．
2) 付図に掲げた写真を参照して，月齢（年齢）と姿勢や運動の変化を学習する．

[原始反射]
- モロー反射：付図 2-4
- 手掌把握反射：付図 2-5
- 追いかけ反射：付図 2-6
- 足踏み反射（自動歩行）：付図 2-7

[反射と反応]
- 踏み直り反射：付図 2-8
- 立ち直り反射（斜位懸垂）：付図 2-9
- ランドウ反射（腹臥位懸垂）：付図 2-10
- 前方パラシュート反応：付図 2-11
- 側方パラシュート反応：付図 2-12

[姿勢調節]
- 姿勢と支持基底（付図 2-13）
- 背臥位：付図 2-14
- 腹臥位：付図 2-15
- 座位：付図 2-16

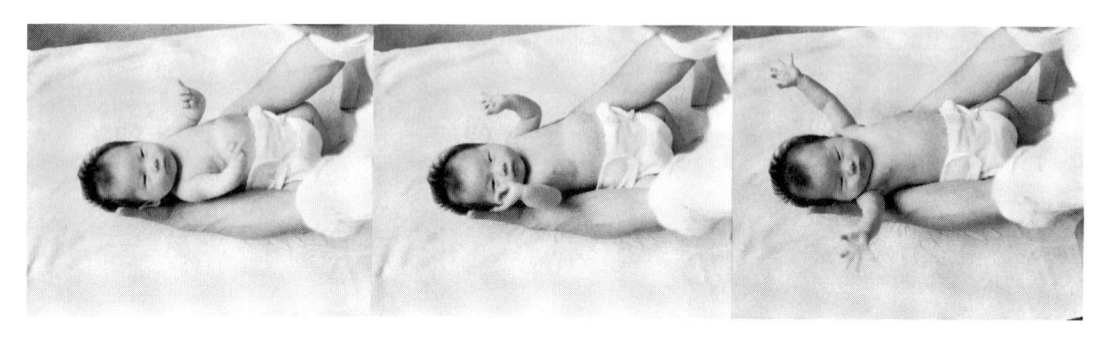

(1) 健常児(生後 49 日)．頭部と体幹を背面で支えて床より挙上する．頭部の支えをはずして頸部を伸展させると両上肢は外転，伸展する．写真では上肢の外転，伸展しかみられないが，典型的な場合はこの後に上肢の内転，屈曲が続く．

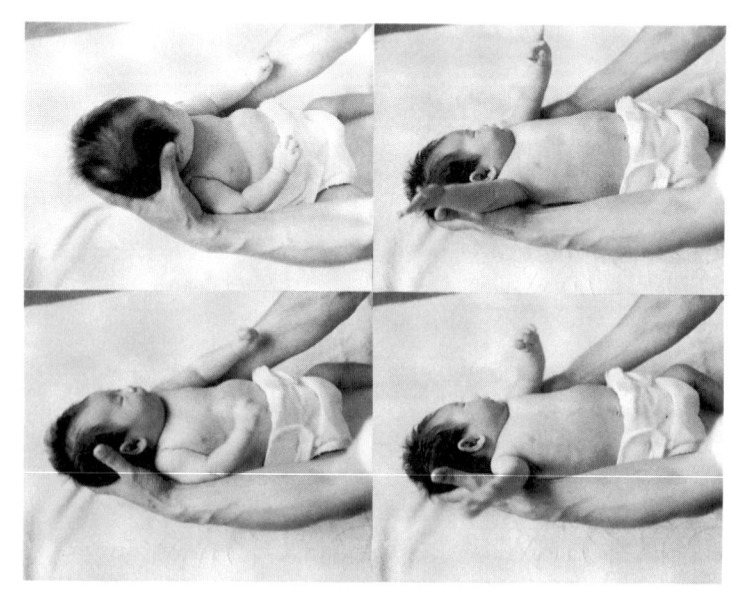

(2) 頭部を片側に回旋したまま，頭部の支えをはずすと上肢の反応は非対称的になる．

付図 2-4　モロー反射（Moro reflex）

●●● 演 習

- 立位：付図 2-17，付図 2-18

[自動運動]
- 背臥位から立位へ：付図 2-19
- 移動（歩行）：付図 2-20

[手や腕の動作]
- つかみとつまみ：付図 2-21
- ボール投げ：付図 2-22

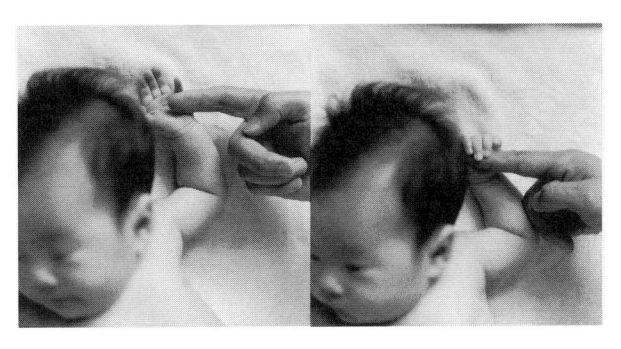

付図 2-5　手掌把握反射（grasping reflex, palmar grasp）

健常児（生後 49 日）．手掌に軽く触れると手指が屈曲する．

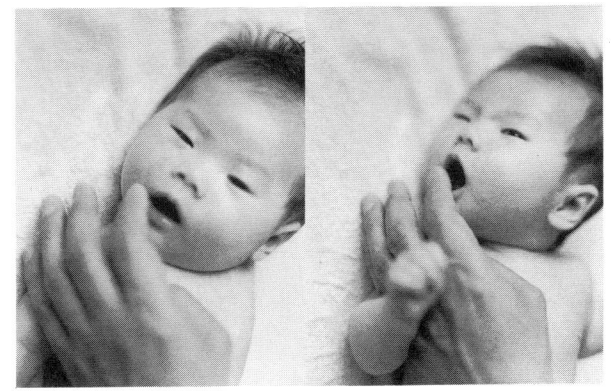

付図 2-6　追いかけ反射（rooting reflex）

健常児（生後 49 日）．片側の口角を指で軽く触れると，触られた側へ顔を向け，口を大きく開ける．追いかけ反射（rooting reflex）と吸啜反射（sucking reflex）の 2 つを含めて口唇反射（lip reflex）と呼ぶことがある．

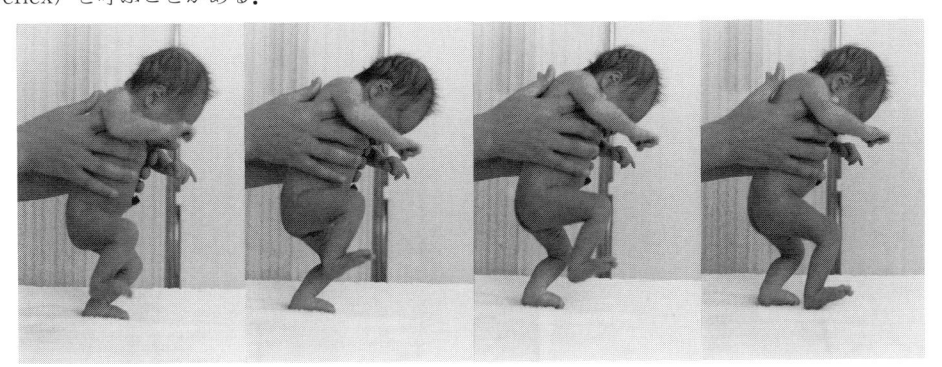

付図 2-7　足踏み反射，自動歩行（stepping movement, stepping reflex, automatic walking）

健常児（生後 6 日）．新生児を両腋下で支え，片側の下肢へ軽く体重を負荷するようにして，体幹を前方に傾けると，反対側の下肢はゆっくりと屈曲，伸展の運動を行う．これが連続すると，歩行運動のようになる．

●●● 演 習

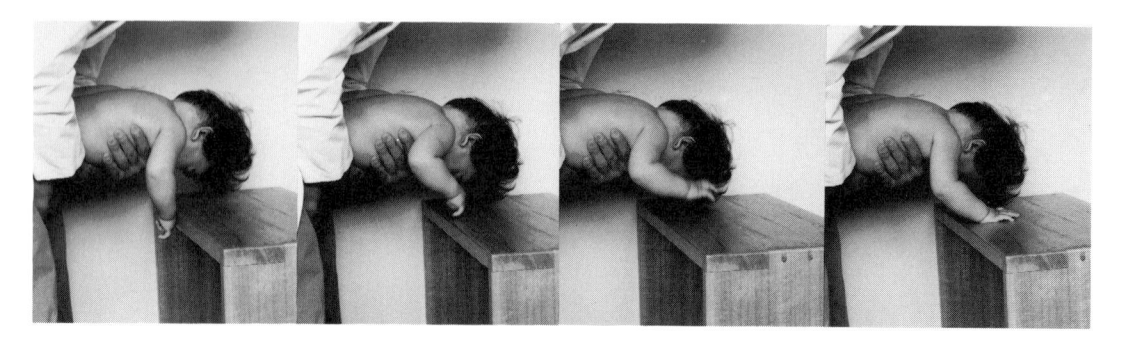

(1) 健常児,生後8か月:手の踏み直り反射(hand placing reflex)
　　片側の手背が机の縁に触れると,肘を屈曲してから伸展し,机の上に手をのせる.

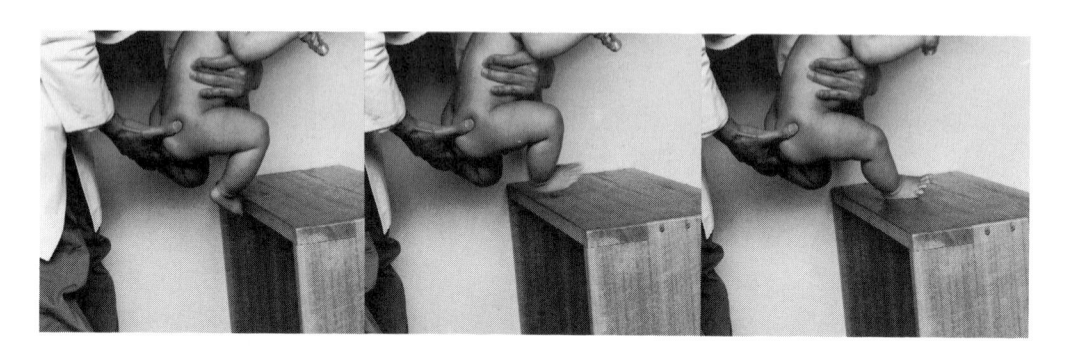

(2) 健常児,生後8か月:足の踏み直り反射(foot placing reflex)
　　片側の足背が机の縁に触れると,下肢を上げて机の上に足をのせる.

付図2-8　踏み直り反射(placing reflex)

●●● 演　習

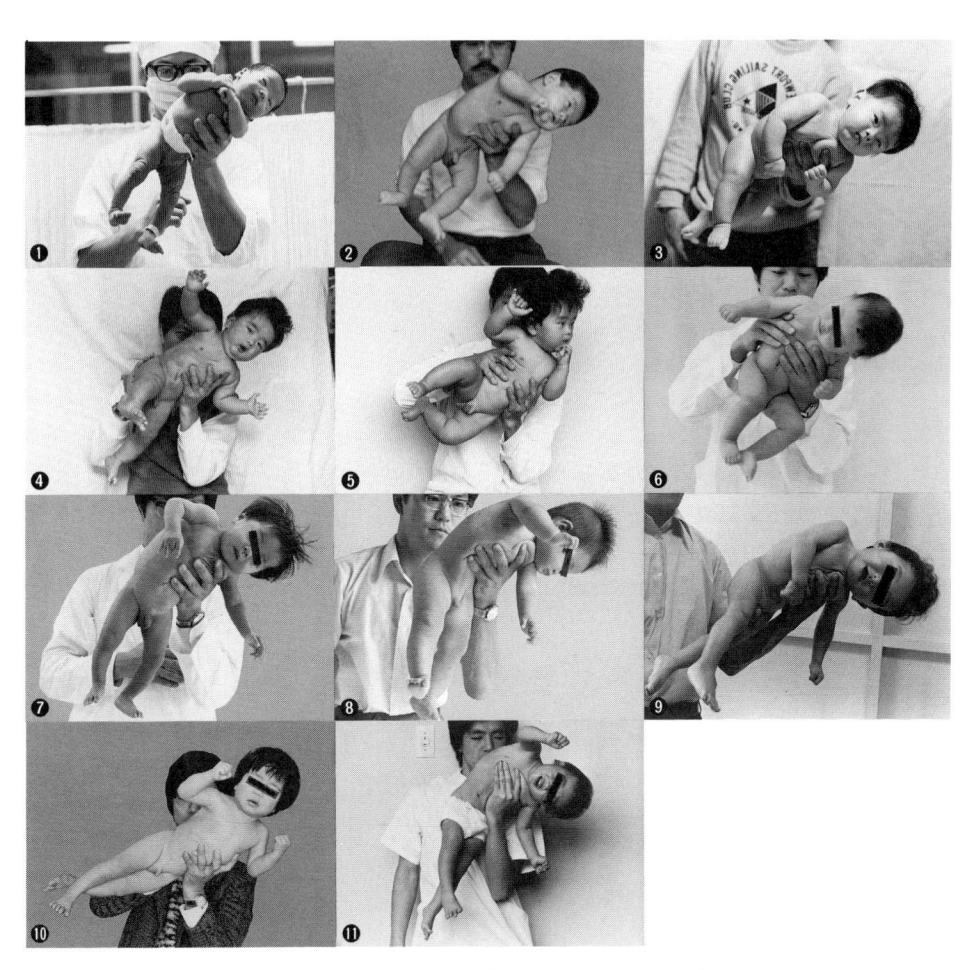

付図 2-9　斜位懸垂（oblique suspension）
　乳児の両脇を支えて空中に頭部を上方にして保持する．ゆっくりと体幹を左または右に傾ける．頸部，体幹，四肢の肢位（構え）の月齢による変化に注意する．
① 健常児（生後 5 日）：頸部，体幹ともに傾斜（上方に凸）のままで立ち直りがない．
② 健常児（生後 37 日）：上肢はいわゆる非対称性緊張性頸反射の肢位をとる．
③ 健常児（生後 107 日）．
④ 健常児（生後 5 か月）：頸部の保持がみられる．
⑤ 健常児（生後 8 か月）：頭部と体幹の立ち直りが十分にみられ，体幹は上方に凹となっている．
⑥ 低筋緊張児（生後 6 か月）．
⑦ 脳性麻痺児（痙直型四肢麻痺，生後 7 か月）．
⑧ 脳性麻痺児（痙直型両麻痺，生後 8 か月）．
⑨ 脳性麻痺児（痙直型両麻痺，生後 12 か月）．
⑩ 脳性麻痺児（痙直型両麻痺，生後 13 か月）．
⑪ 脳性麻痺児（アテトーゼ型四肢麻痺，生後 18 か月）．

演 習

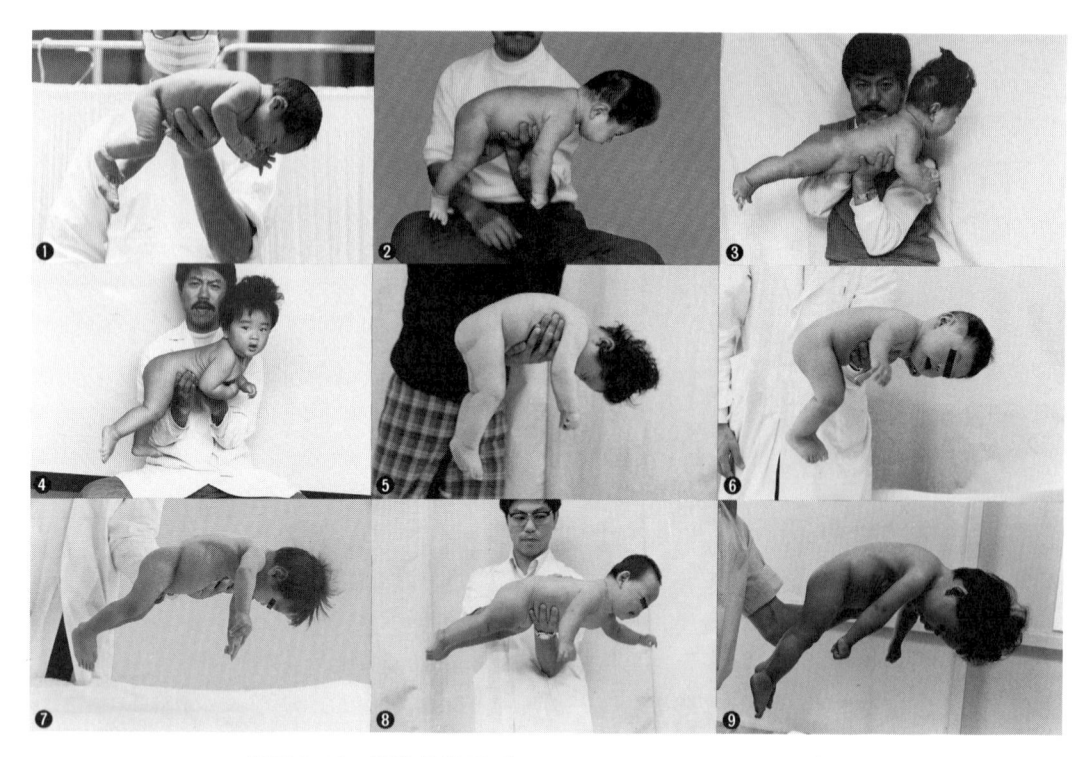

付図 2-10 腹臥位懸垂 (ventral ⟨prone⟩ suspension)

腹臥位のまま体幹が床に水平になるように空中に保持する．
頸部と体幹の伸展度，上下肢の肢位が月齢とともにどのように変化するかに注意する．
① 健常児（生後5日）：頸部，体幹，四肢ともに屈曲位にある．
② 健常児（生後37日）：頸部伸展位，体幹も上部は伸展位となる．
③ 健常児（生後5か月）：頸部，体幹，下肢は伸展位となる．体幹は上方に凹となっている．
④ 健常児（生後8か月）：頸部，体幹は伸展位にある．
⑤ Werdnig-Hoffmann 病（生後5か月）．
⑥ 低筋緊張児（生後6か月）．
⑦ 脳性麻痺児（痙直型両麻痺，生後7か月）．
⑧ 脳性麻痺児（痙直型両麻痺，生後9か月）．
⑨ 脳性麻痺児（痙直型両麻痺，生後12か月）．

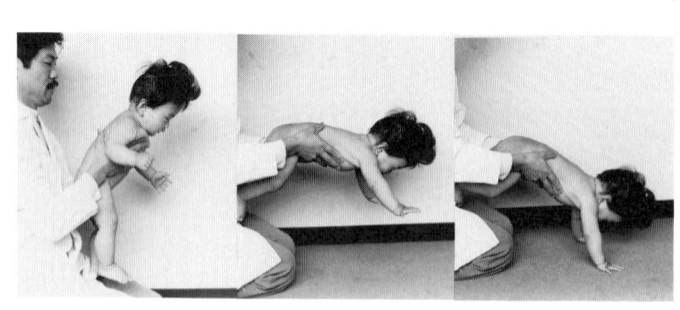

(1) 健常児，生後8か月

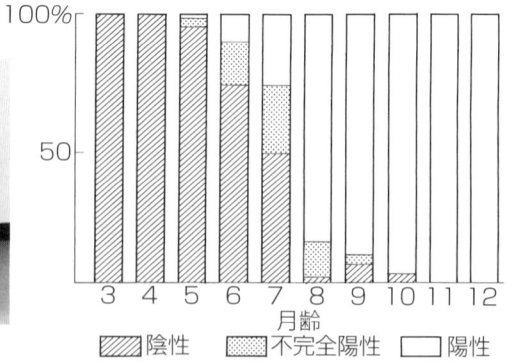

(2) 陽性の通過率（健常児）．

付図 2-11 前方パラシュート反応

●●● 演 習

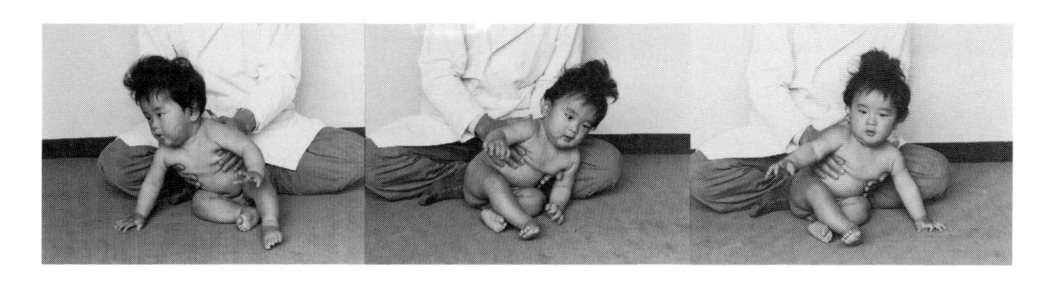

(1) 健常児，生後8か月

座位で体幹を側方に傾けたときの上肢の運動をみる．倒れる側の上肢に外転，伸展の運動が起こる．

(2) 側方パラシュートの陽性率

	日齢						
	99〜119	120〜149	150〜179	180〜209	210〜239	240〜269	270〜299
手で支える	0	2(5.3)	29(27.6)	37(66.1)	31(100)	25(92.6)	29(100)
腕で支える	0	6(15.8)	33(31.4)	10(17.8)	0	2(7.4)	0
(−)	6(100)	30(78.9)	43(41.0)	9(16.1)	0	0	0
例 数	6	38	105	56	31	27	29

付図 2-12　側方パラシュート反応

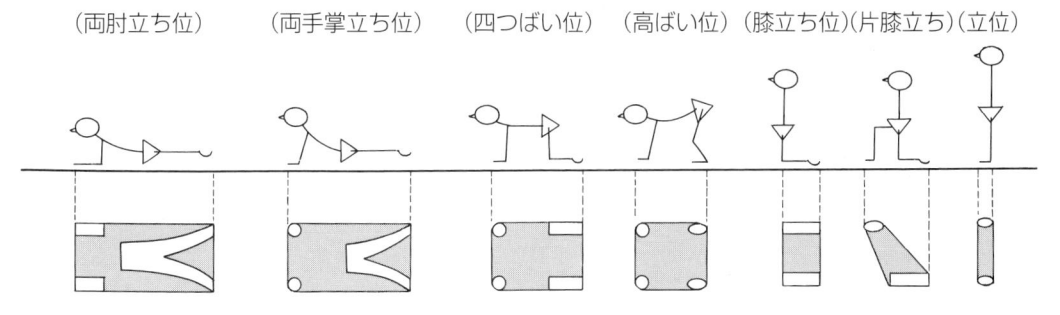

付図 2-13　姿勢と支持基底

●●● 演 習

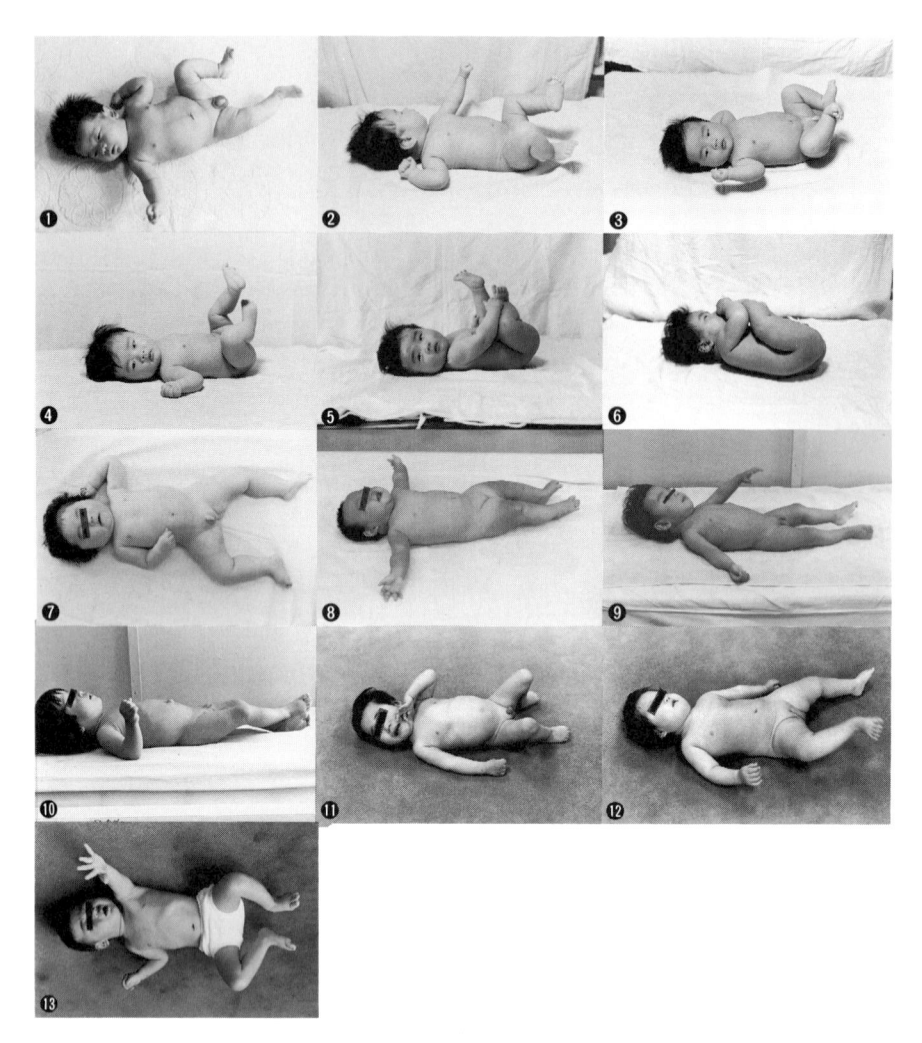

付図 2-14 背臥位

① 健常児（生後 37 日）：頭部と体幹は左右非対称位で，上下肢はいわゆる非対称性緊張性頸反射（ATNR）の肢位をとる．
② 健常児（生後 69 日）：頭部は左右非対称位で，上肢は ATNR の肢位にある．
③ 健常児（生後 79 日）：頭部，体幹，四肢はほぼ左右対称的肢位となる．下肢は屈曲が強く，床面から挙上している．
④ 健常児（生後 107 日）：股関節屈曲，膝関節伸展がみられる．
⑤ 健常児（生後 5 か月）：手で足を持つ．
⑥ 健常児（生後 6 か月）：手で足を持ち，口に入れる．体幹や股関節の十分な屈曲，膝関節伸展に注意する．
⑦ Werdnig-Hoffman 病（生後 5 月）．蛙肢位（frog-leg posture）．
⑧ 脳性麻痺児（痙直型両麻痺，生後 9 か月）．　⑨ 脳性麻痺児（痙直型両麻痺，生後 12 か月）．
⑩ 脳性麻痺児（痙直型両麻痺，生後 13 か月）．　⑪ 脳性麻痺児（痙直型四肢麻痺，生後 19 か月）．
⑫ 脳性麻痺児（痙直型右片麻痺，生後 14 か月）．　⑬ 脳性麻痺児（アテトーゼ型四肢麻痺，生後 18 か月）．

●●● 演 習

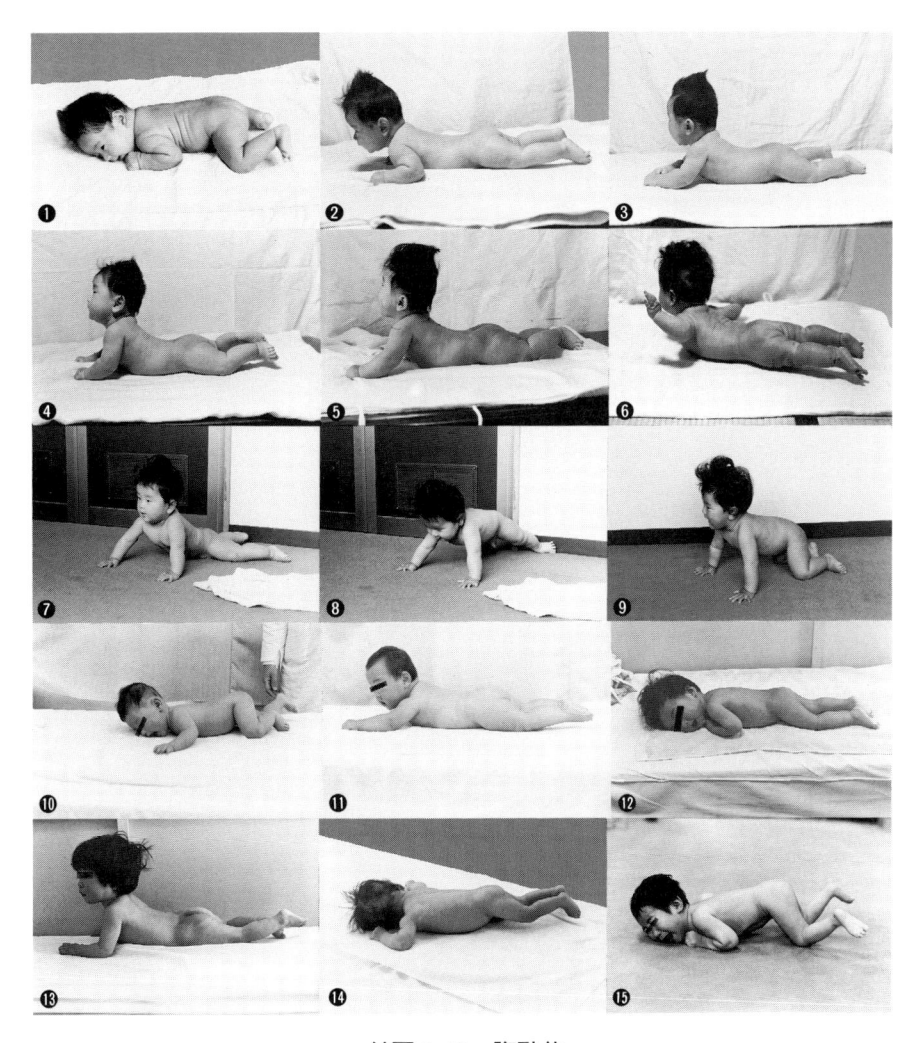

付図 2-15 腹臥位

① 健常児（生後 37 日）：頭部は床につけたまま，上肢帯は後方牽引，股関節と膝関節は屈曲位にある．
② 健常児（生後 69 日）：頭部は床より挙上している．肩甲帯の後方牽引はあるが，生後 37 日よりはその程度が少ない．股関節と膝関節は伸展位となる．
③ 健常児（生後 79 日）：頭部がさらに高く挙上し，上肢は肩より前方にきて，前腕で体を支える．
④ 健常児（生後 107 日）：生後 79 日に比して頭部と上半身の床からの挙上が高くなる．股関節伸展と膝関節屈曲がみられている．足指は屈曲している．
⑤ 健常児（生後 5 か月）：頭部，体幹，上肢は生後 107 日とほぼ同じ姿勢である．足指の強い屈曲が消失していることから，頭部と体幹の挙上の安定性が推測できる．
⑥ 健常児（生後 6 か月）：全身の伸展がみられ，腹部で体幹を支える．
⑦ 健常児（生後 7 か月）：両手掌，下腹部で体幹を支えている．
⑧ 健常児（生後 7 か月）：足部に支えがあると体幹を床より完全に挙上することが可能となる．
⑨ 健常児（生後 8 月）：四つばい位の姿勢をとる．
⑩ 低筋緊張児（痙直型両麻痺，生後 6 か月）．　⑪ 脳性麻痺児（痙直型両麻痺，生後 8 か月）．
⑫ 脳性麻痺児（痙直型両麻痺，生後 12 か月）．　⑬ 脳性麻痺児（痙直型両麻痺，生後 19 か月）．
⑭ 脳性麻痺児（痙直型両麻痺，生後 7 か月）．　⑮ 脳性麻痺児（痙直型両麻痺，生後 13 か月）．

演 習

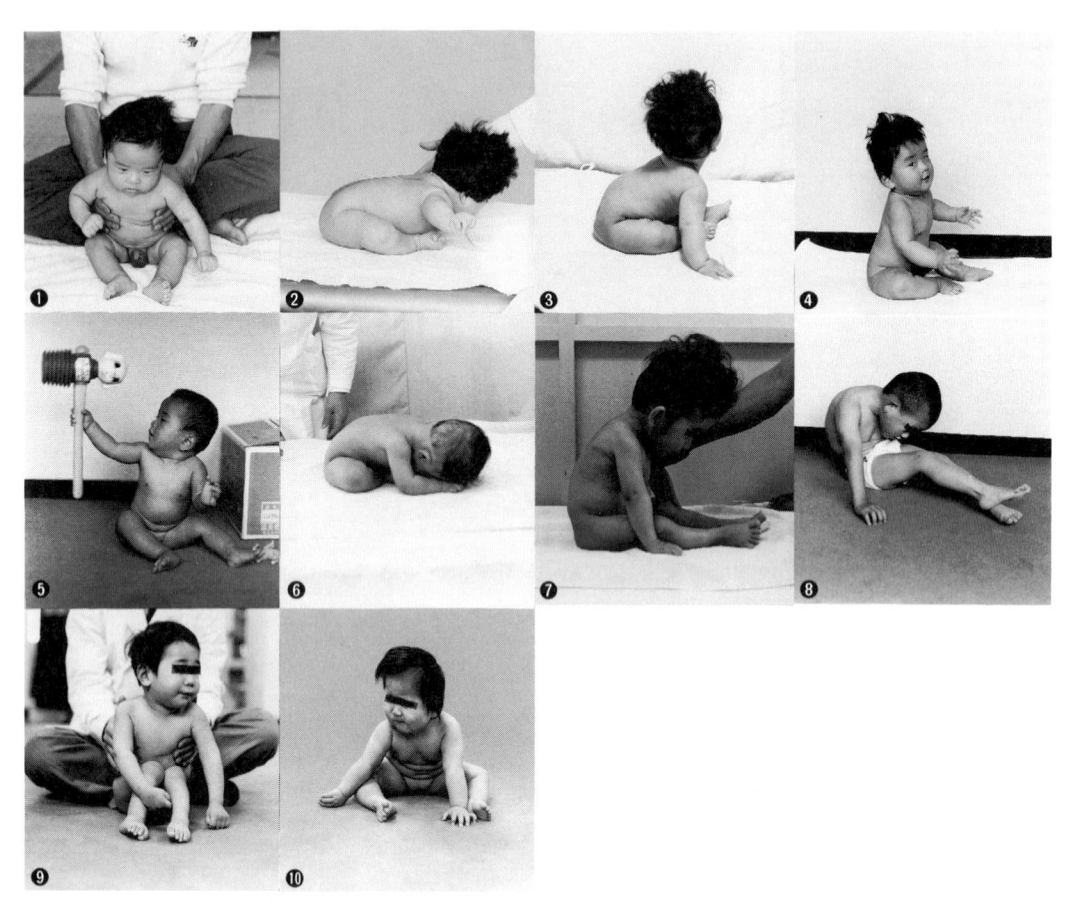

付図 2-16 座位

① 健常児（生後 48 日）．
② 健常児（生後 114 日）：支えをはずすと前方に倒れる．
③ 健常児（生後 6 か月）：両手支持で座位保持が可能になる．腰部の屈曲に注意する．
④ 健常児（生後 7 か月）：③と同一児である．1 か月たつと座位はかなり安定する．体幹の伸展に注意する．
⑤ 健常児（生後 10 か月）：体幹を回旋して体の後方のものがとれる．
⑥ 低筋緊張児（生後 6 か月）：支えなしでは前方に倒れてしまう．生後 114 日の健常児と比較のこと．
⑦ 脳性麻痺児（痙直型両麻痺，生後 12 か月）：この姿勢を他動的につくると何とか座位保持が可能である．
⑧ 脳性麻痺児（痙直型両麻痺，4 歳）：体幹の著明な前屈に注意する．
⑨ 脳性麻痺児（痙直型四肢麻痺，生後 19 か月）．
⑩ 脳性麻痺児（痙直型右片麻痺，生後 14 か月）．

●●● 演 習

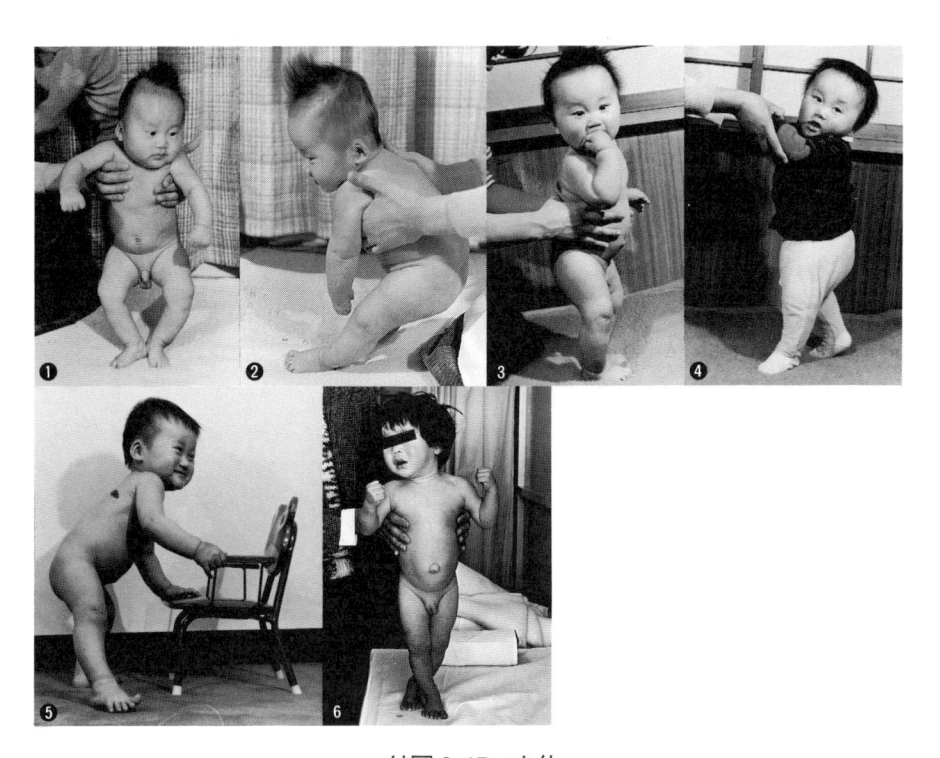

付図 2-17 立位

① 健常児（生後 78 日）：下肢の伸展はみられるが，体重は支えない．
② 健常児（生後 120 日）：この月齢の前後では，股関節は屈曲して下肢伸展のみられないことがある．
③ 健常児（生後 7 か月）：下肢は伸展して，体重を支える．
④ 健常児（生後 8 か月）：両上肢を支えると，立位保持が可能である．
⑤ 健常児（生後 10 か月）：つかまり立ちをする．
⑥ 脳性麻痺児（痙直型両麻痺，生後 13 か月）：典型的な下肢が交差する肢位にある．

演習

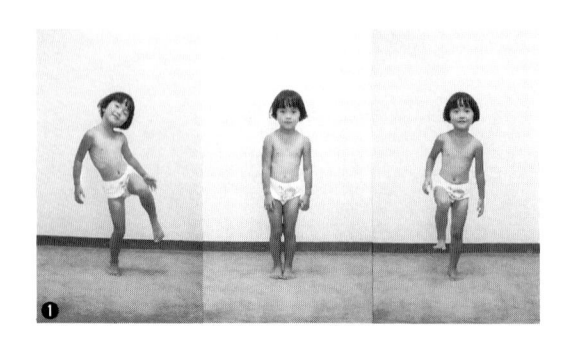

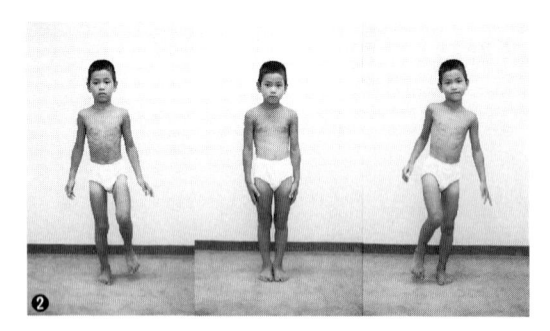

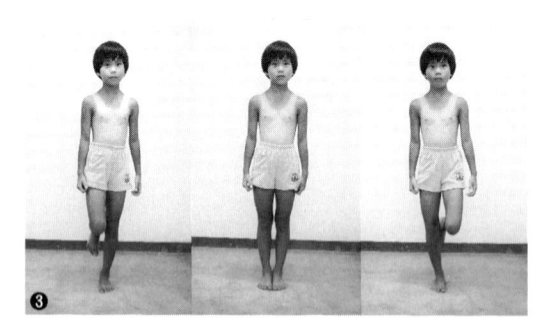

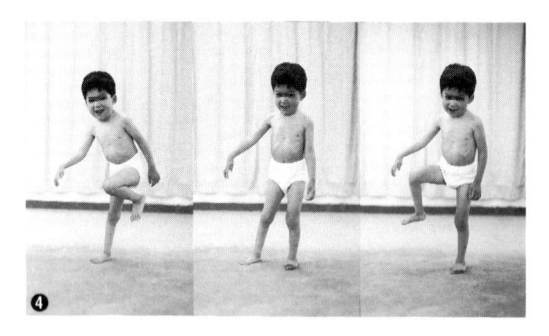

健常児では年齢につれ体幹の側屈と上肢の外転(バランス反応)が減少する.
① 健常児(3歳):片脚立ち位のバランスの安定性は劣り,体幹を傾けることもある.
② 健常児(5歳):バランス,姿勢は安定する.
③ 健常児(7歳).
④ 脳性麻痺児(右片麻痺,4歳).

付図 2-18 片脚立ち

●●● 演 習

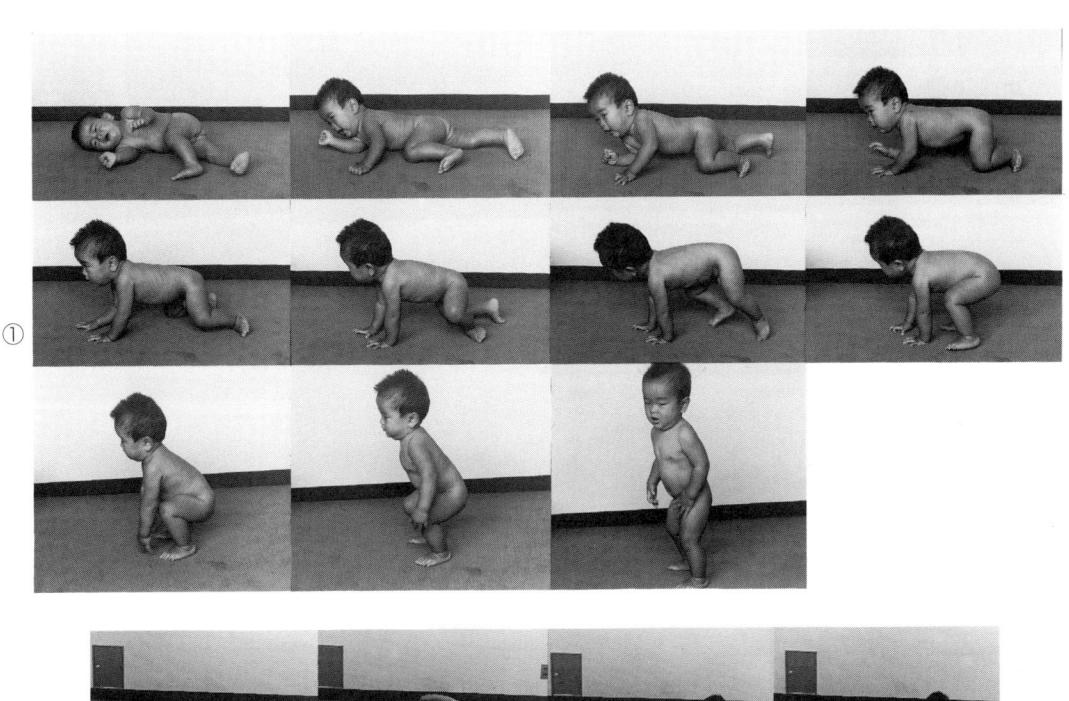

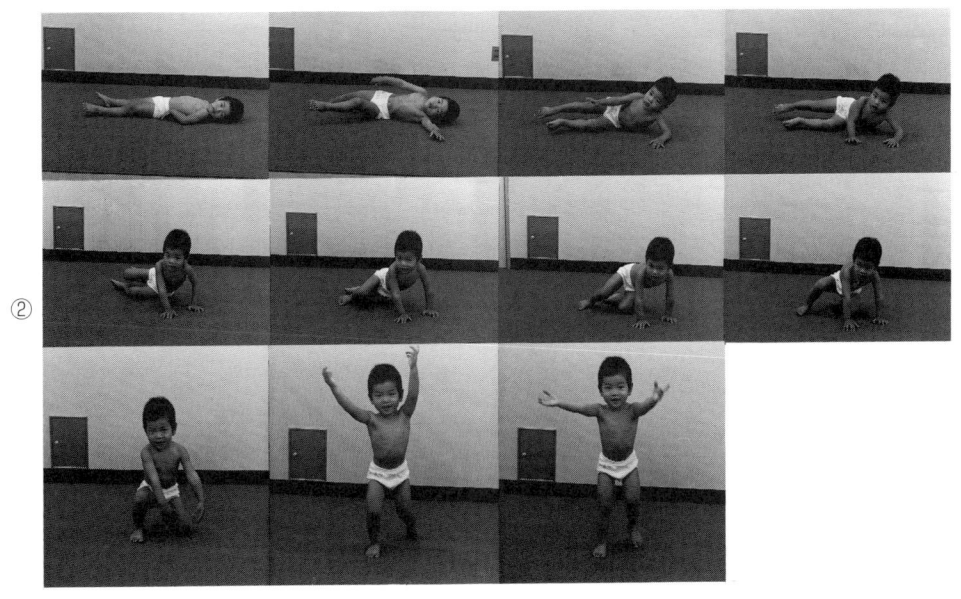

付図2-19 背臥位からの立ち上がり
① 健常児（生後11か月），② 健常児（2歳）．

158　付録 2　運動発達

●●● 演　習

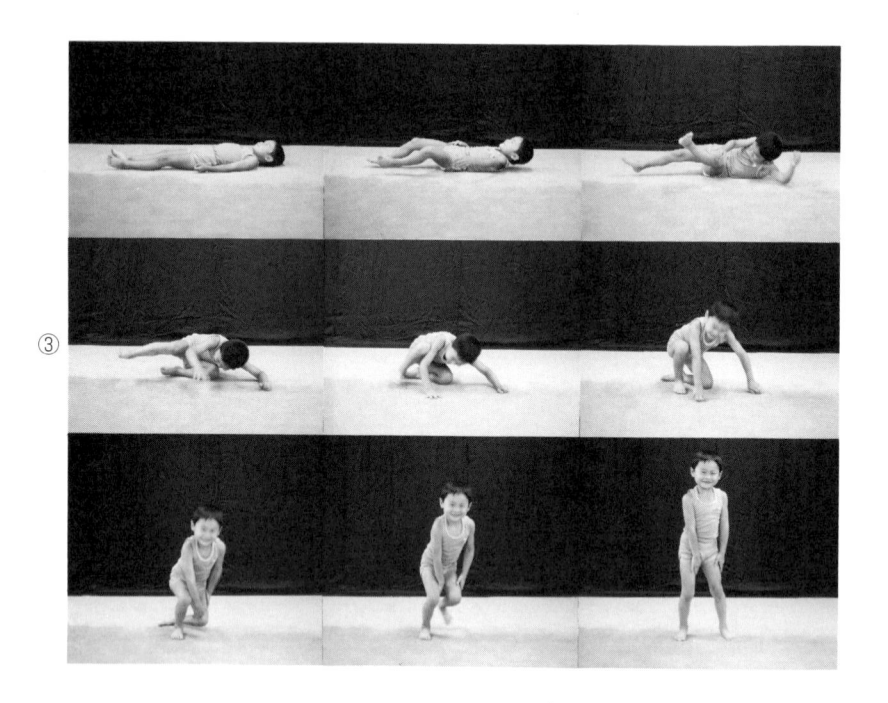

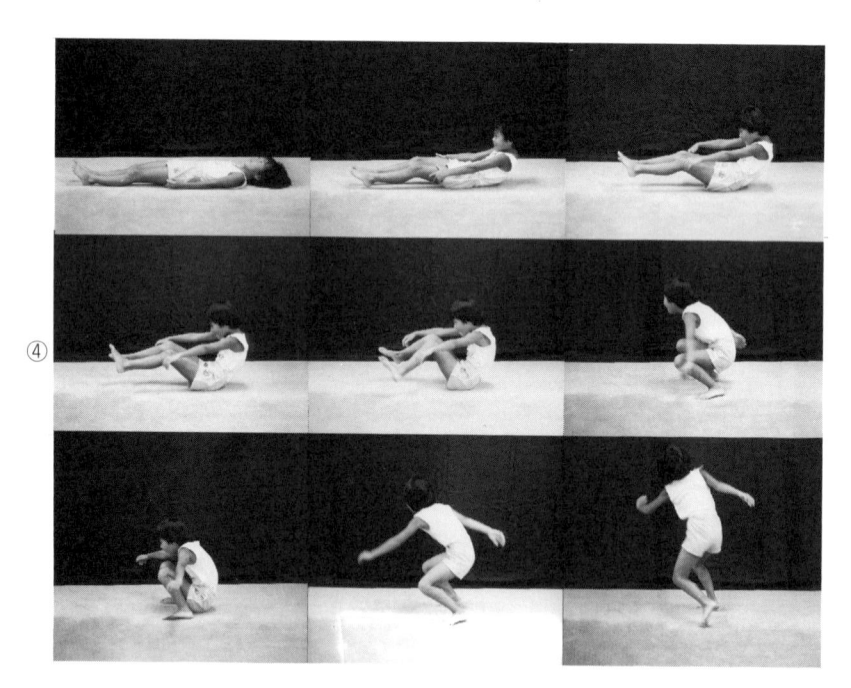

付図 2-19　つづき
③ 健常児（5 歳），④ 健常児（7 歳）．

●●● 演 習

⑤

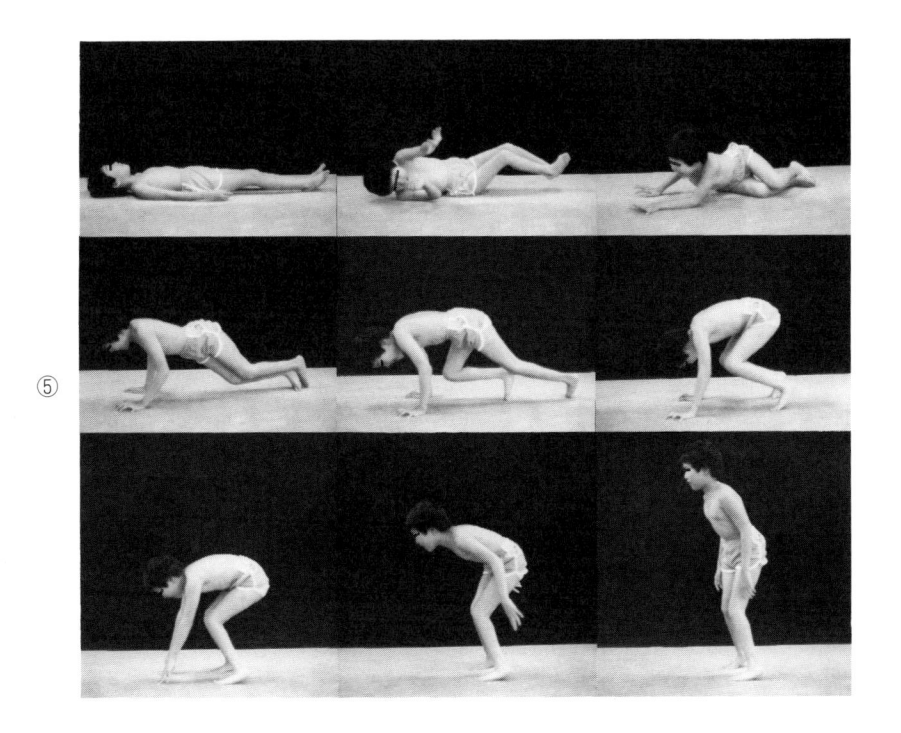

⑥

付図 2-19　つづき
⑤ 脳性麻痺児（痙直型，8歳），⑥ 筋ジストロフィー児（9歳）．

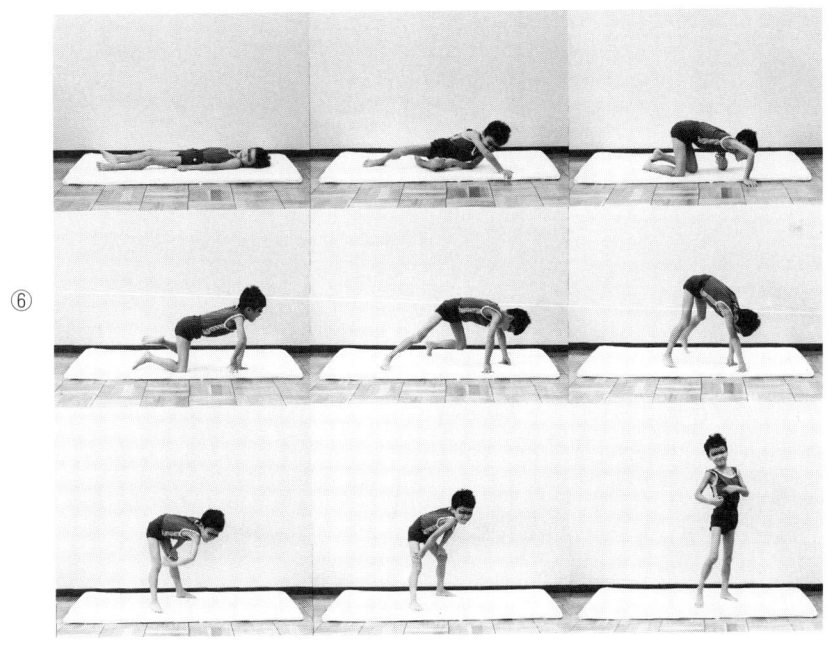

●●● 演 習

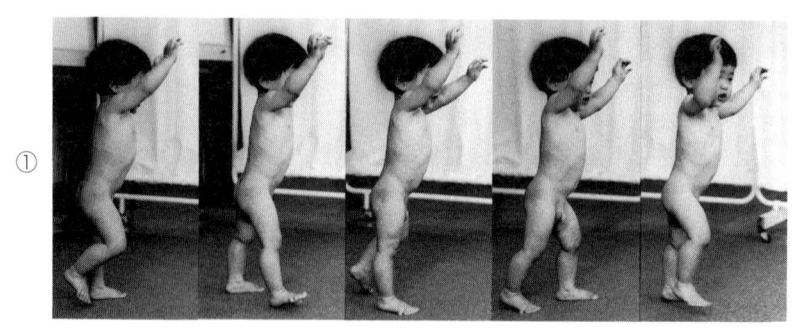

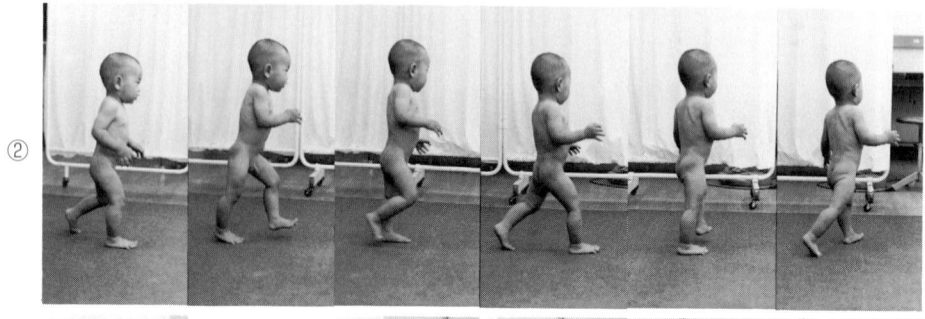

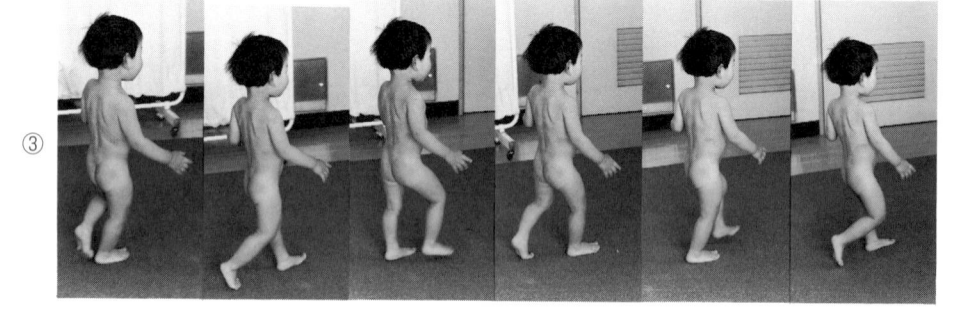

付図 2-20　歩行
① 健常児（生後 11 か月）：両上肢は挙上している（high guard）．
② 健常児（生後 13 か月）：両上肢は体側におりているが，やや外転位にある（medium guard）．
③ 健常児（生後 18 か月）：両上肢は体側におりているが，歩行時の振りはない（no guard）．

●●● 演 習

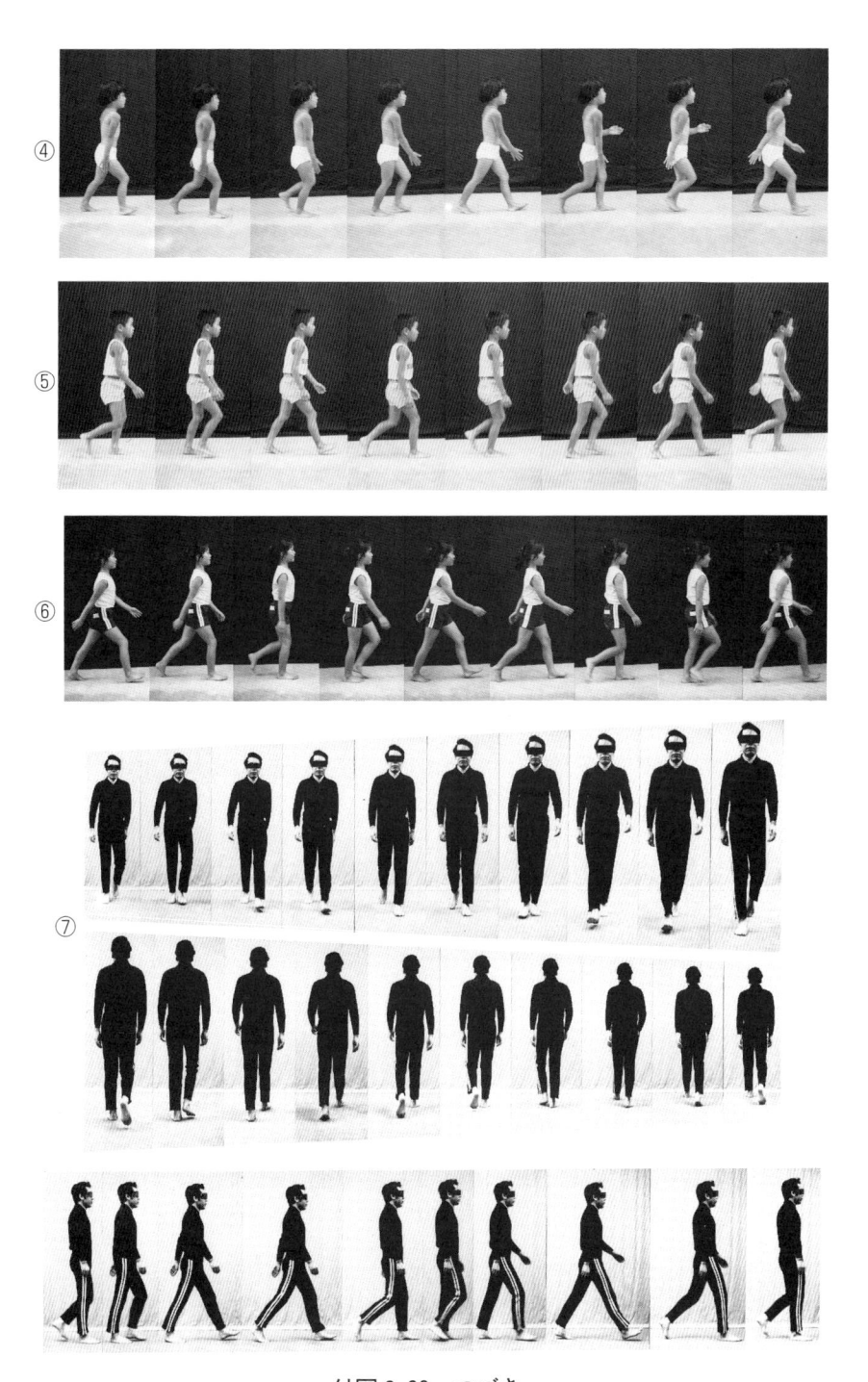

付図 2-20 つづき
④ 健常児（3 歳），⑤ 健常児（6 歳），⑥ 健常児（8 歳），⑦ 健常者．

●●● 演 習

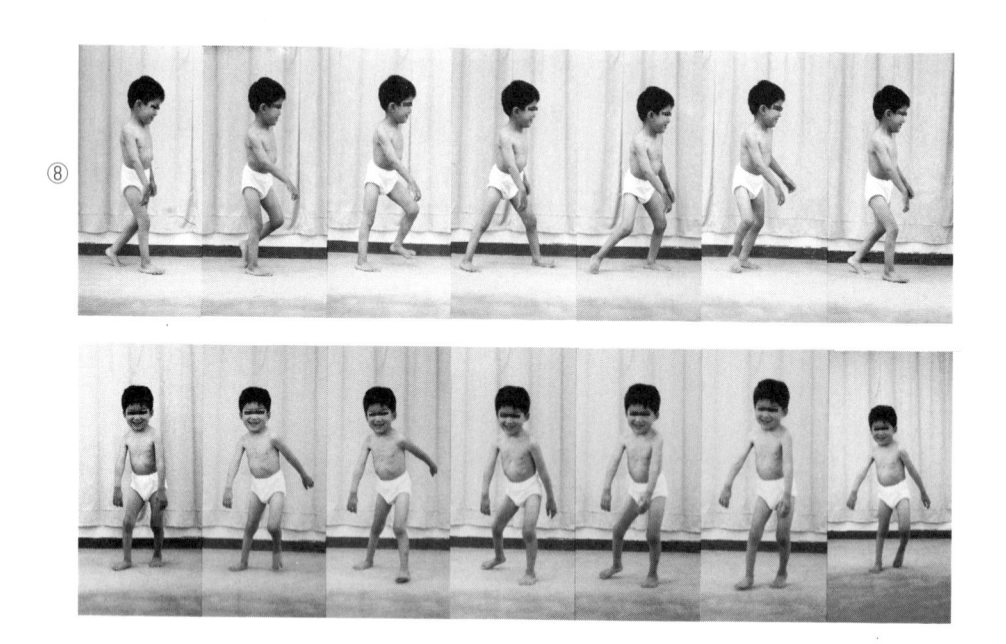

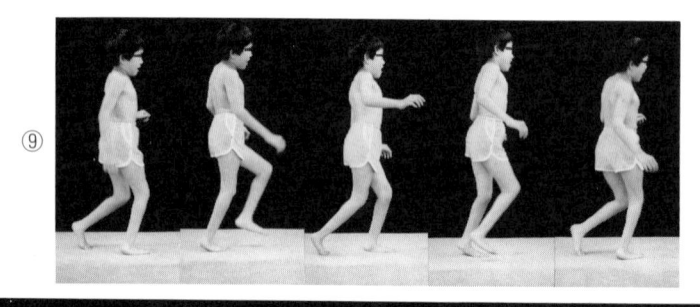

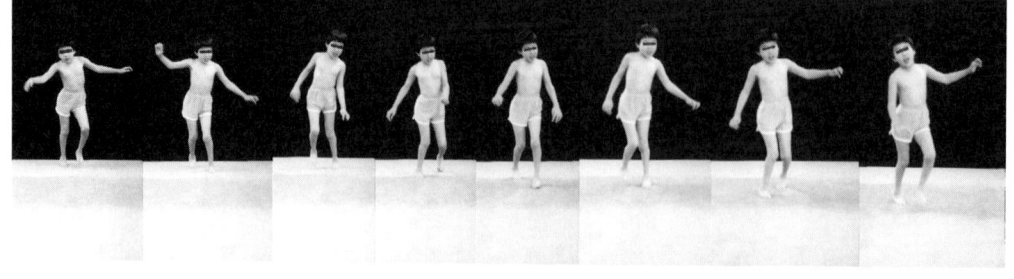

付図 2-20 つづき
⑧ 脳性麻痺児（痙直型右片麻痺，4歳），⑨ 脳性麻痺児（痙直型四肢麻痺，8歳）．

●●● 演 習

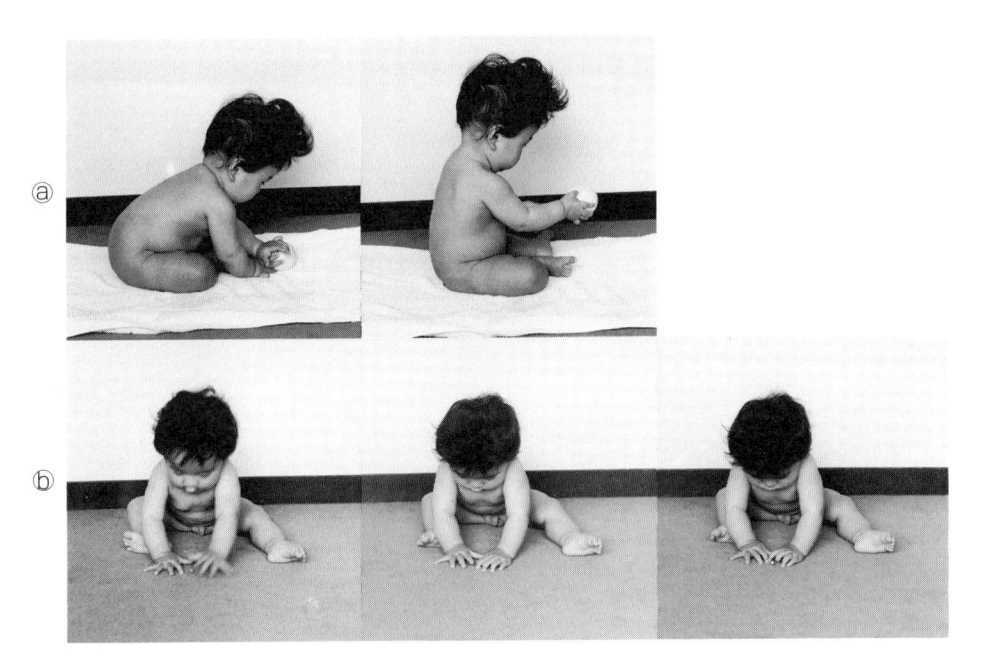

① 健常児（生後8か月）．
　ⓐ ボールのつかみ（リーチのときに両手が出る）．
　ⓑ ビーズのつまみ（両手でかき寄せるが，つまみあげられない）．

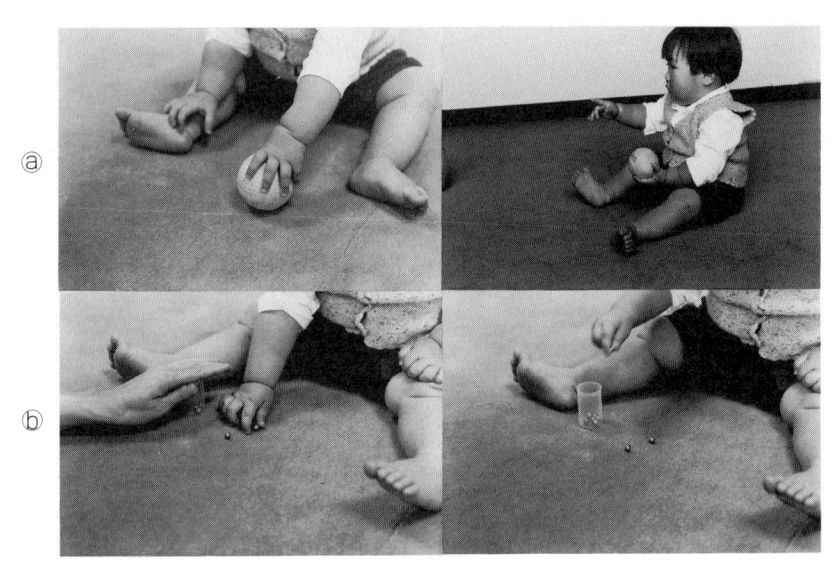

② 健常児（生後17か月）．
　ⓐ ボールのつかみ（片手でリーチしてつかみ，手掌を上に向けて保持している）．
　ⓑ ビーズのつまみ（母指と示指でつまみあげ保持している）．

付図2-21　つかみとつまみ

●●● 演 習

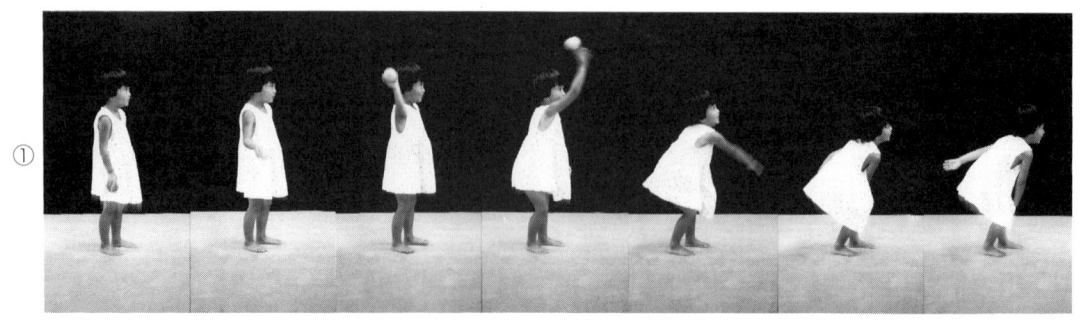

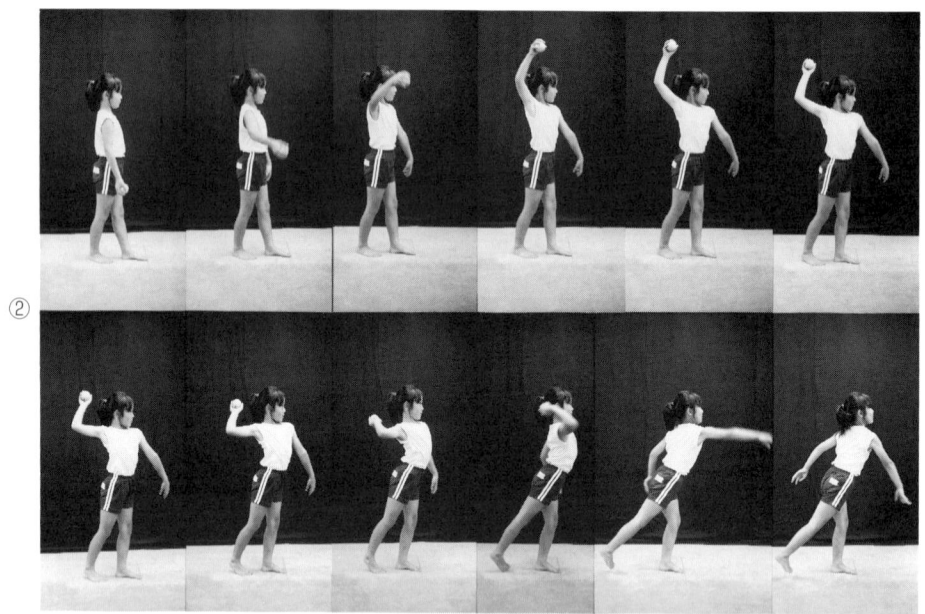

付図 2-22　ボール投げ
① 健常児（3歳）：体幹の伸展と屈曲を用いて投げる．後半わずかに左側方向への体幹の回旋がみられる．両足は床についたままである．
② 健常児（8歳）：ボールを振り上げるときに体幹の伸展と回旋が，ボールを離すときに体幹の屈曲と回旋がみられる．ボールを投げるときの体幹の前方への移動も3歳児に比べて大きくなっている．

文　献

金子丑之助(金子勝治，稲田真澄改訂)：日本人体解剖学，改訂19版，南山堂，2000．
外里冨佐江，長崎　浩，大黒一司：歩行能力の評価－10メートル歩行テスト－．作業療法 22：471-476, 2003．
中村隆一(監修)：入門リハビリテーション医学．第2版，医歯薬出版，1998．
中村隆一，斉藤　宏，長崎　浩：基礎運動学．第6版，医歯薬出版，2003．
中村隆一，斉藤　宏，長崎　浩：臨床運動学．第3版，医歯薬出版，2002．
日本循環器学会：運動に関する診療基準委員会(1989年報告書)．Jpn Circul J 55, Suppl III：379-397, 1991．
日本整形外科学会，日本リハビリテーション医学会：関節可動域表示ならびに測定法．リハ医学 32：207-217, 1995．
人間工学ハンドブック編集委員会(編)：人間工学ハンドブック．増補2版，金原出版，1966．
ノルキン CC，ホワイト DJ(木村哲彦監修)：関節可動域測定法：可動域測定の手引き．協同医書出版，1987．
藤田彰久：IEの基礎．好学社，1969．
藤田恒太郎(寺田春水改訂)：生体観察．南山堂，1984．
星野一正：臨床に役立つ生体の観察－体表解剖と局所解剖．医歯薬出版，1980．
吉岡郁夫，武藤　浩：体表解剖学－その臨床応用－．南山堂，1981．

American College of Sports Medicine：Guidelines for Exercise Testing and Prescription. 3rd ed, Lea & Febiger, Philadelphia, 1986.
Barnes RM：Motion and Time Study. 6th ed, John Wiley & Sons, New York, 1968.
Basmajian JV, DeLuca CJ：Muscle Alive. Their Functions Revealed by Electromyography. 5th ed, Williams & Wilkins, Baltimore, 1985.
Bohannon RW：Manual muscle test scores and dynamometer test scores of knee extension strength. Arch Phys Med Rehabil 67：390-392, 1986.
Borg G：An Introduction to Borg's RPE-Scale. Movement Pub, New York, 1985.
Broer MR, Zernicke RF：Efficiency of Human Movement. 4th ed, Saunders, Philadelphia, 1979.
Brooks VB：The Neural Basis of Motor Control. Oxford Univ Press, New York, 1986.
Close JR：Function in the Lower Extremity：Analyses by Electronic Instrumentation. Charles C Thomas, Springfield, 1964.
Cook JD, Glass DS：Strength evaluation in neuromuscular disease. Neurol Clin 5：101-123, 1987.
Cooper JM, Adrian M, Glassow RB：Kinesiology. 5th ed, CV Mosby, St. Louis, 1982.Duncan PW, Weiner DK, Chandler J et al.：Functional reach：a new clinical measure of balance. J Gerontol 45：192-195, 1990.
Duvall EN：Kinesiology. The Anatomy of Motion. Prentice-Hall, Englewood Cliffs, 1959.
Fitts PM：The information capacity of the human motor system in controlling the amplitude of movement. J Exp Psychol 47：381-391, 1954.
Goldman MJ：Principles of Clinical Electrocardiography. 8th ed, Lange Medical Publ, SanFransisco, 1973.
Hollinshead WH：The Back and Limbs. Anatomy for Surgeons. Vol.3, 2nd ed, Harper & Row, 1969.
Karger DW, Bayha FH：Engineered Work Measurement. 2nd ed, Industrial Press, New York, 1966.
Lehmkuhl LD, Smith LK：Brunnstrom's Clinical Kinesiology. 4th ed, FA Davis, Philadelphia, 1983.
Milani-Comparetti A, Gidoni EA：Routine developmental examination in normal and retarded children. Develop med Child Neurol 9：631-638, 1967.
Monnier M：Functions of the Nervous System. Vol 3. Sensory Functions and Perception. Elsevier, Amsterdam, 1975.
Murray MP, Seireg AH, Sepic SB：Normal postural stability and steadiness：quantitative assessment. J Bone Joint Surg 57-A：510-516, 1975.
Nicklin J, Karni Y, Wiles CM：Shoulder abduction fatiguability. J Neurol Neurosurg Psychiat 50：423-427, 1987.
Patterns RP, Baxter T：A multiple muscle strength testing protocol. Arch Phys Med Rehabil 69：366-368, 1988.
Rasch PJ, Burke RK：Kinesiology and Applied Anatomy. The Science of Human Movement. 6th ed, Lea & Febiger, Philadelphia, 1978.
Sonderberg GL：Kinesiology. Application of Pathological Motion. Williams & Wilkins, Baltimore, 1986.
Theios J：The component of response latency in simple human information processing tasks. in PMA Rabbit, S Dornic (eds)：Attention and Performance. vol 5, Academic Press, London, 1975.
Thompson CW：Manual of Structural Kinesiology. 9th ed, CV Mosby, St.Louis, 1981.
Wells KF：Kinesiology. The Scientific Basis of Human Motion. 5th ed, Saunders, Philadelphia, 1971.

【編者略歴】

中村　隆一（なかむらりゅういち）

1960 年	東京大学医学部卒業
1972 年	東京都神経科学総合研究所リハビリテーション研究室
1979 年	東北大学医学部付属リハビリテーション医学研究施設教授
1993 年	東北大学名誉教授，国立身体障害者リハビリテーションセンター病院長
1997 年	同更生訓練所長
1999 年	同総長
2002 年	東北文化学園大学医療福祉学部教授
2005 年	希望病院顧問
2019 年	死去

齋藤　宏（さいとうひろし）

1966 年	群馬大学医学部卒業
1972 年	東京都神経科学総合研究所リハビリテーション研究室
1980 年	東京都養育院付属病院リハビリテーション科長
1986 年	東京都立医療技術短期大学教授
1998 年	東京都立保健科学大学教授
2002 年	東京都立保健科学大学名誉教授，東京医療学院校長
2018 年	東京医療学院退職

長崎　浩（ながさきひろし）

1960 年	東京大学理学部卒業
1973 年	東京都神経科学総合研究所リハビリテーション研究室（非常勤）
1980 年	東北大学医学部付属リハビリテーション医学研究施設
1986 年	（財）東京都老人総合研究所運動機能部門
1999 年	東北文化学園大学医療福祉学部教授
2005 年	東北文化学園大学大学院教授
2010 年	東北文化学園大学名誉教授

運動学実習　第3版　　ISBN978-4-263-21154-0

1984年 1 月31日　第1版第 1 刷発行
1988年 3 月10日　第1版第 4 刷発行
1989年 5 月10日　第2版第 1 刷発行
2003年 1 月20日　第2版第12刷発行
2004年 3 月 1 日　第3版第 1 刷発行
2020年 9 月10日　第3版第12刷発行

編　者　中　村　隆　一
　　　　齋　藤　　　宏
　　　　長　崎　　　浩
発行者　白　石　泰　夫
発行所　医歯薬出版株式会社
〒113-8612　東京都文京区本駒込 1-7-10
TEL.（03）5395—7628（編集）・7616（販売）
FAX.（03）5395—7609（編集）・8563（販売）
https://www.ishiyaku.co.jp/
郵便振替番号 00190-5-13816

乱丁，落丁の際はお取り替えいたします．　　　印刷・真興社／製本・明光社
© Ishiyaku Publishers, Inc., 1984, 2004. Printed in Japan

本書の複製権・翻訳権・翻案権・上映権・譲渡権・貸与権・公衆送信権（送信可能化権を含む）・口述権は，医歯薬出版（株）が保有します．
本書を無断で複製する行為（コピー，スキャン，デジタルデータ化など）は，「私的使用のための複製」などの著作権法上の限られた例外を除き禁じられています．また私的使用に該当する場合であっても，請負業者等の第三者に依頼し上記の行為を行うことは違法となります．

JCOPY ＜出版者著作権管理機構　委託出版物＞
本書をコピーやスキャン等により複製される場合は，そのつど事前に出版者著作権管理機構（電話 03-5244-5088，FAX 03-5244-5089，e-mail: info@jcopy.or.jp）の許諾を得てください．